歯科医院経営
実践マニュアル

患者様をファンにする最強のコミュニケーション

医療法人社団　いのうえ歯科医院
理事長　井上　裕之　著

クインテッセンス出版株式会社　2011

Tokyo, Berlin,Chicago, London, Paris, Barcelona, Istanbul, Milano, São Paulo, Moscow, Prague, Warsaw, New Delhi, Beijing and Bukarest

●はじめに

私は、北海道の帯広で「いのうえ歯科医院」を経営していますが、歯科医院を運営していく上で、歯科医院の院長は、医療技術を提供する技術者としての顔と、経営者として組織体の運営をしていく顔――この2つの顔を持っていると、常日頃から感じております。そして、医院を発展させていくためには、この両面において高い能力を持つことが求められています。

そもそもマネジメントという英語には「骨を折ってでも、何とかする」という意味があるそうですが、この意味どおり、経営というものは日々、骨の折れることの連続です。その上、歯科医師は現場とマネジメントの両方をこなさなければいけないわけですから、その大変さは非常に大きなものだといえます。

私自身、北海道の十勝・帯広および地域の皆さまに、世界レベルの治療を提供したいと考え、日本人として初めてニューヨーク大学インプラントCDEプログラムで学び、その他にもスウェーデンのイエテボリ大学歯周病コース、ウメオ大学インプラントコースなど、数多くの世界の治療技術を修得してきました。

一方で、経営者として最適なマネジメントをするために、ドラッカーのトップマネジメントをはじめ、ナポレオン・ヒル、ブライアン・トレーシー、ジグジグラー、ポール・J・マイヤー、松下幸之助、稲盛和夫、中村天風……など、世界中のマネジメント、自己啓発、成功哲学などのプログラムやセミナーに参加するとともに、認定コンサルタントの資格取得のため、人間分析学や組織分析のカリキュラムも修得してきました。

現在、メディカル・パーソナルアドバイザーとして、自分の歯科医院の経営のかたわら、他の医院の院長先生に、アドバイスをさせていただくことがあるのですが、医院経営で悩んでいる人が多いことにはビックリさせられます。

日々進歩していく医療技術、新しく開発される薬剤など、医療現場で最適な医療を提供していくために、蓄えなければいけない知識はたくさんあります。その上、経営者として、その能力を発揮するだけの知識を蓄えなければいけないわけですから、世の中の多くの経営者よりも、その大変さは相当なものであるかもしれません。それに、医院経営について学ぼうにも、世の中に出回っているマネジメントの書籍やカリキュラムは、一般企業を対象にしたものがほとんどで、そのまま歯科医院経営には使えない場合もあります。

そこで、医院経営という現場で使えて、なおかつ効果的なマネジメントの本ができないだろうかと考え、このたび、患者様に接するときにも、スタッフに接するときにも、必要不可欠であるコミュニケーションについてまとめてみることにしました。

コミュニケーションは、すっかり日本語になった感のある言葉ですが、日常生活の中で多用されているだけに、社交術や交渉術であるというように、誤解している方も多くいるようです。しかしコミュニケーションは、社交術でも交渉術でもなく、医療現場においても、マネジメントにおいても、大きな力を発揮し、経営というものを根底から変えてくれる実践的なものなのです。

なぜなら、コミュニケーションによって、患者様と円滑な関係を築くことができれば、あなたのことをプライベートドクターと認知する人を増やすことができ、スタッフと円滑な関係を築くことは、組織のパフォーマンスを高めることになるからです。

実際、私自身も、他の医院にアドバイスを頼まれたときに、コミュニケーションの変革を提案させていただきますが、コミュニケーションを変えることで、業績が上がり、組織の結束が高まった例も少なくありません。それに、欧米でも、経営者にもっとも求められるスキルとして、第一にコミュニケーションがあげられているくらいです。

本書を通して、円滑なコミュニケーションができるようになり、医院経営の悩みを軽減できればと思っています。

本書をまとめるにあたり、外来語はできるだけ、そのままの表現を使わせていただきました。たとえば「コミュニケーションアビリティ」は、日本では「コミュニケーション能力」という表現で使われていることが多いのですが、日本語のコミュニケーション能力という言葉を使うと、それぞれの人が持っている、この言葉に対する先入観で受け取られてしまうと考えたからです。

同じ言葉を使ったとしても、その言葉に対する認識が違えば、異なる意味で受け取ってしまいます。そうしたことが起こり、内容を正しく理解できなくなることを防ぐため、重要な用語には、本書で使っている定義（意味）も書くようにしました。そのため、とくに本書の前半部分には、英語のままの表現が多く、細かく解説している部分も多いのですが、正しく情報を伝えたい意図があるということを、ご理解いただきたいと思います。

コミュニケーションは科学。正しい知識と活用方法を知れば、あなたも周りの人とよりよい関係を構築していくことができるようになります。そして、患者様やスタッフとの人間関係を構築していくことが、歯科医院経営を発展に導くカギとなるのです。

本書の内容を「知識」にとどめることなく、是非「実践」し、よりよい結果を出していただけることを心から願っております。

平成23年2月20日

井上　裕之

第1章　医療にこそヒューマンスキルが求められる……17

第4章 〝人となり〟はこうして形成される……93

もくじ

第5章　人の気質・性質類型をどう活用していくか……153

もくじ

第6章 コミュニケーションスキルを高める……219

第1章

医療にこそヒューマンスキルが求められる

1 テクニカルスキルとヒューマンスキル

1　医師としてテクニカルスキルの向上は当たり前

すべての人間は根本的に幸せになることを求めています。不幸を退けて幸福を手に入れるために、文化・科学・経済・芸術など、すべての営みがあり、それらを発展させようとしてきたのが人類の歴史なのです。

そして、人びとの幸せの条件の上位には、常に「健康であること」が入っていました。それは、健康であれば、幸せになるための他の条件をクリアしていくことが可能になるからです。もし他の条件が整ったとしても、健康でなければその幸せを感じることができないからです。そのため、いつの時代にも、人びとは健康であること、健康になることを願ってきたのです。

そんな人びとの願いに応えるように「医療」が進歩してきました。

医療は人類の登場とともに生まれましたが、人類の歴史は、病を駆逐し、その健康と命を守るための歴史だともいえるのです。

近年、この医療はめまぐるしく進歩をしています。

3年前まで夢の治療法だったようなものが、今では現場で実施されている――そんなことも珍しくありません。まさに〝三年一昔〟といっていいほどのスピードで、医療の世界は移り変わっていっているのです。

人びとの人生を左右し、時にはその命にかかわることにまで携わる医療従事者である私たち歯科医師は、人びとの健康を守るために常に向上心を持ち、知識と技術の発展と修得に努めるべきなのです。「医療のプロ」となり、健康を求める人のサポートをしっかりできる人間になることが、私たちに課せられた使命です。

しかし、医療を提供するのが私たちの務めであるからといって、それだけをしていればいいというわけではありません。「歯科医師だから、歯科医療に関する知識と技術さえあればいいんだ」ではダメなのです。

紀元前2600年頃に、病気の診断と治療に関する教科書を著したイムホテプは、人類の文明や科学が発展すれば、いつの日かこの世の中から、病というものがなくなると思っていたはずです。しかし実際には、それから数千年が経った今なお、世の中から病はなくなっていません。それどころか、疾患の数は逆に増えています。

そんな世の中で、多様化する疾患に対応するために、医療のテクニカルスキルを向上させるのは当たり前の話、けっして特別なわけではありません。

では、歯科医師として、何をすればよいのでしょうか？

2　なぜヒューマンスキルが求められるのか

患者様は、疾患や怪我をすることで「健康に対する不安」「人生に対する不安」「経済的な不安」など、心の健康も失った状態に陥ります。そんな患者様の心までケアすることができてこそ、本物の医療だといえます。このような医療を提供するためには、医療技術つまりテクニカルスキルだけではなく、「ヒューマンスキル」が必要になります。

ヒューマンスキルとは「相手や集団との関係を円滑で豊かにしていく能力」のこと。言い換えれば「仕事をすすめていく上で必要となる対人関係能力」です。

たとえば、一般の企業であれば、社内外の人たちとの人間関係を円滑にすすめるためのコミュニケーションスキル、大勢の人前でわかりやすく説得力ある話をするためのプレゼンテーションスキル、顧客との折衝交渉で必要となるネゴシエーションスキル、会議などを効率よく運営するためのファシリテーションスキル、これらのスキルの土台となるロジカルシンキングスキル、図解力、文章表現力、さらに、チームで仕事をすすめていくためのリーダーシップスキルや指導育成スキルなども、ヒューマンスキルになります。

ヒューマンスキルの必要性がとくに叫ばれているのはＩＴエンジニアの世界。企業内で利用される情報システムや、企業のオペレーションシステムを構築・管理するＩＴエンジニアは、クライアントである企業との間にわずかなズレでもあると、さまざまなマイナス要因を生み出すことになります。つまり、技術者と経営者、技術者と現場の間に、的確な意思の疎通が行われなければ、さまざまな問題やトラブルが発生します。

ＩＴエンジニアは、専門技術を持った技術者です。これまでは、高いテクニカルスキルを持った技術者が、よいＩＴエンジニアだといわれてきました。しかし、どんなに高い技術力でつくられたシステムであったとしても、企業が望むものでなければ使うことはできません。そのため、技術者であるＩＴエンジニアにも、ヒューマンスキルが求められるようになってきているのです。

歯科医師にも同じことがいえるのではないでしょうか？　歯科医師は歯科医療という技術を提供する技術者です。ですが、患者様の望みを把握し、それに対応する的確な医療を提供していかなければ、満足していただくことはできません。また、提供する医療の説明がしっかりできなければ、患者様に安心していただくことはできないのです。

３　テクニカルスキルとヒューマンスキルをバランスよく

私たち歯科医師は、患者様から正しい症状を聞き出すためのコミュニケーションスキル、疾患や治療法をきちんと説明・説得するためのプレゼンテーションスキルなどのヒューマンスキルを持つことで、正しい医療の提供や、患者様の不安を解消することができるようになります。

つまり、高いレベルの医療を提供するためには、テクニカルスキルとヒューマンスキル

〔図表1〕　テクニカルスキルとヒューマンスキルをバランスよく

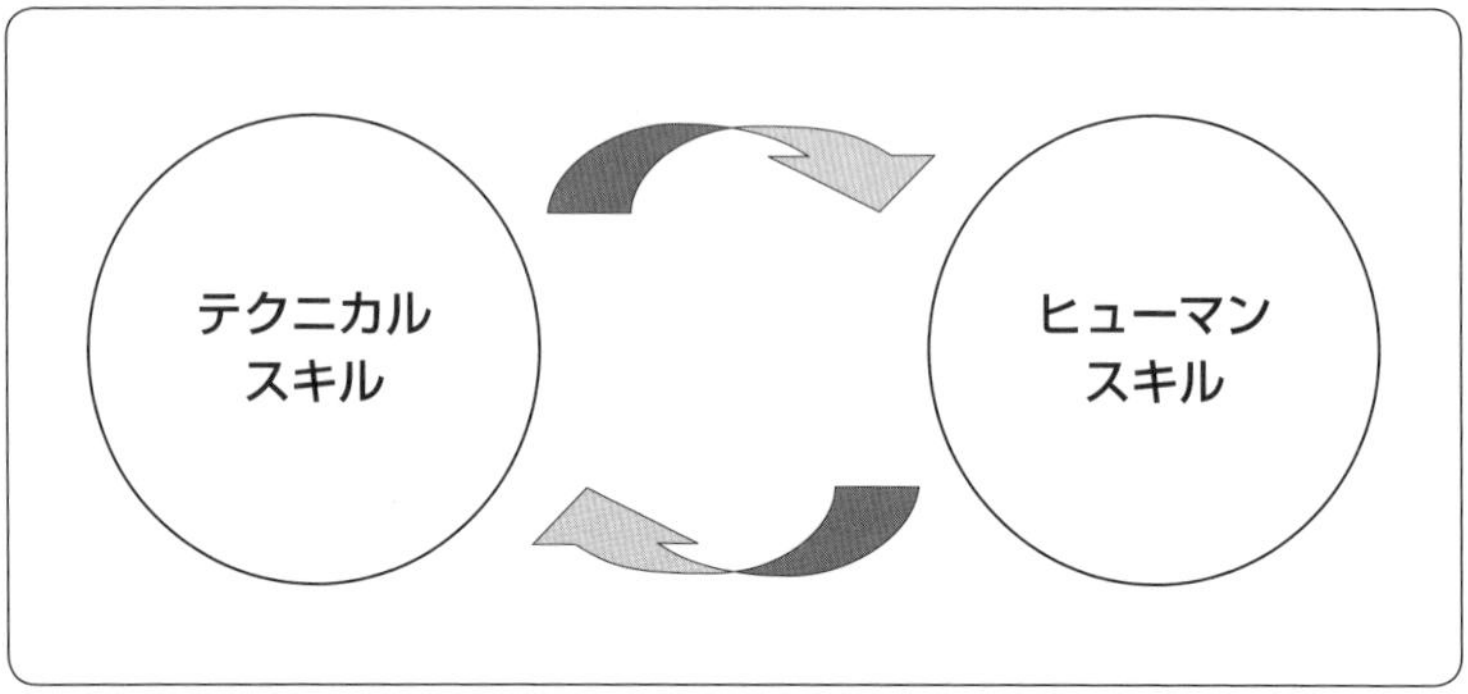

の両方を、その必要性に応じて、バランスよく持つことが不可欠だということです。また、ヒューマンスキルを持つことは、患者様に高いレベルの医療を提供するだけでなく、医院のマネジメントにも大いに役立ちます。

組織やチームは、一人の人間が高い知識や技術を持っていれば発展するわけではありません。チームが一丸となり、目標を達成するために協力し合い、協調し合うことで発展させることができるのです。

そのためには、院内スタッフと問題解決や合意形成をするためのファリシテーションスキル、目標をコミットするためのコミュニケーションスキル、リーダーシップスキルやロジカルシンキングスキルなどが必要となります。つまり、歯科医師が医院という組織を運営し、高いパフォーマンスのチームをつくり上げるためにも、ヒューマンスキルは不可欠です。

４　マネジメントに必要な三つのスキル

ハーバード大学の教授であるロバート・カッツ氏は、マネジメントに求められる能力として、次の三つをあげています。

①テクニカルスキル……業務遂行能力（業務を遂行する上で必要な知識やスキルなどの能力）

②ヒューマンスキル……対人関係能力（対人のコミュニケーションや葛藤処理などを行う能力）

③コンセプチュアルスキル……概念化能力（周囲で起こっている事柄や状況を構造的・概念的にとらえ、事柄や問題の本質を見極めていく能力）

この三つの能力に関する考え方は「カッツモデル」と呼ばれ、マネジメントの現場で多くの方々に活用されています。そして、この三つ能力は、マネジメントの階層によって求められる割合が異なります。

〔図表２〕を見るとわかるように、経営者層であれば、コンセプチュアルスキル（概念化能力）とヒューマンスキルのウエイトが高く、テクニカルスキル（業務遂行能力）のウエイトは低くなります。

管理者層であれば、ヒューマンスキルがもっとも高く、コンセプチュアルスキルとテクニカルスキルのウエイトは低くなりますが、それぞれ一定レベルは求められます。

〔図表2〕　マネジメントの階層ごとに求められる能力

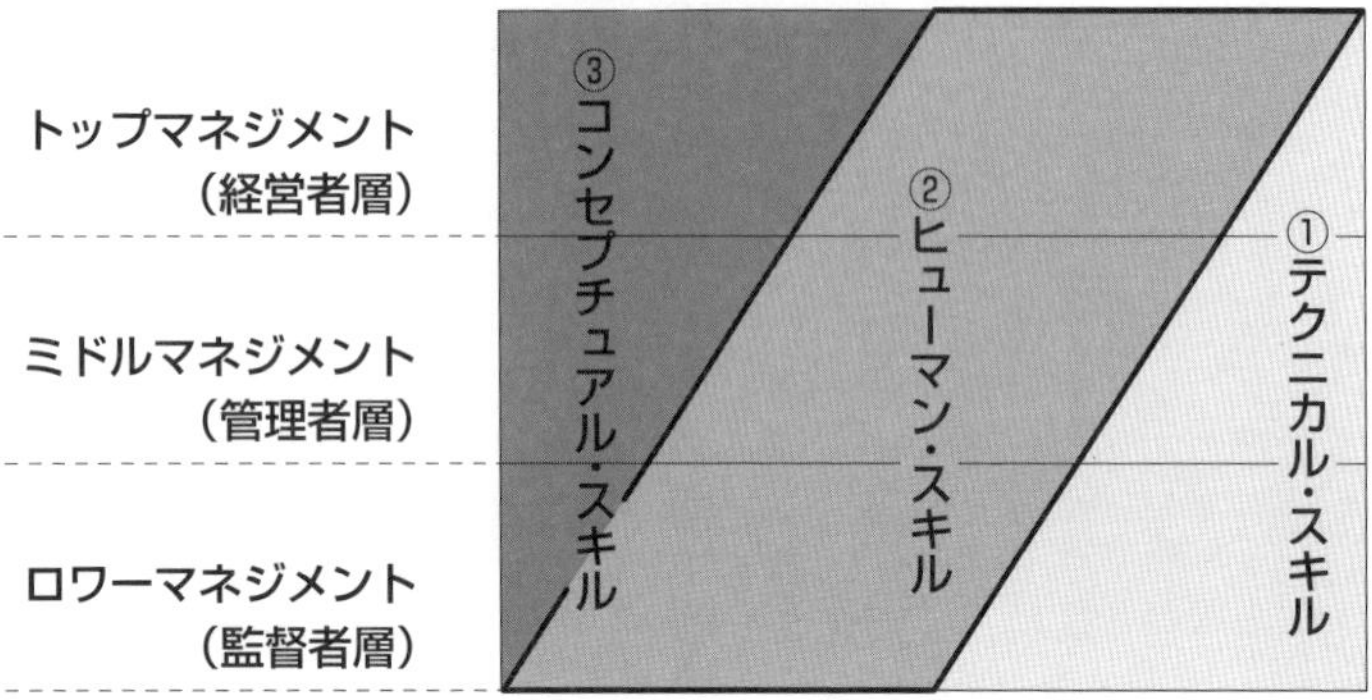

監督者層・一般社員層では、テクニカルスキルとヒューマンスキルのウエイトが高く、コンセプチュアルスキルはほとんど求められていません。

もっとも、最近では経営者層でもテクニカルスキルが求められる割合が大きくなる傾向にありますし、監督者層であっても、職務によってはコンセプチュアルスキルが必要とされることも増えてきました。

変化と多様性の時代を象徴するように、マネジメントにもいろいろなスキルの開発が求められてきているのです。いわば、このモデルは、マネジメントする側だけに求められるものではなく、本来はどの階層でも、仕事をしている人間にとって必要な能力を表している指針ともいえるのです。

ただ歯科医院の院長は、経営者であり、歯科医師として治療に携わり、患者様に最高の治療を提供する使命がありますから、コンセプチュアルスキルも、テクニカルスキルも、同時に求められます。そこが、歯科医院経営者の難しい側面でもあります。

どのような階層であったとしても、マネジメントに必要とされるのはヒューマンスキルです。そして、このヒューマンスキルがあって初めて、テクニカルスキルもコンセプチュアルスキルも活かすことができるようになるのです。ヒューマンスキルは、経営全般にかかわるもっとも重要なスキルであるといえます。

5　医院でヒューマンスキルが欠如すると……

ちなみに、医院におけるヒューマンスキルの欠如によって生まれる代表的な障害を紹介しておきましょう〔図表３〕。

患者様に本物の医療を提供するためにも、医院経営を確実に発展させるためにも、欠かすことのできないヒューマンスキル。しかし、その種類はリーダーシップ、コミュニケーション、ファシリテーション、コーチング、プレゼンテーション、交渉力、調整力……など、あまりにも多岐にわたっているため、一人の院長、経営者がそのスキルをすべて身につけるのはとても困難なことです。

といって、心配することはありません。確かに必要なヒューマンスキルは多岐にわたるものですが、それらのスキルのほとんどは「話す（伝える）」「聴く」「観る（把握・理解す

〔図表3〕　ヒューマンスキルの欠如として生まれる障害

1．患者様のニーズを把握できない

どんなに素晴らしい医療技術を持っていても、患者様が求める医療を提供できなければ、価値はありません。そのためには、患者様が取り戻したい健康のレベルを聞き出し、それを理解することが必要になります。

また、患者様が健康を取り戻すために、プロとして提案をきちんと伝え、理解していただくことができなければ、満足は生まれてきません。

患者様の人生を左右する大切な健康のことだけに、ニーズを把握できないと、信頼関係の崩壊にもつながります。

2．院内スタッフの士気の低下

チームで行う仕事では、たった１人の無気力な姿勢が全体の士気や生産力を大きく低下させてしまうことは少なくありません。チームでひとつの目標を達成するためのモチベーションを共有することで、高いパフォーマンスの実現が可能となります。

3．患者様や院内スタッフから信頼感を得られない

患者様や院内スタッフからの信頼は、医院経営の根底をなすものです。

患者様と信頼関係を築くことは、その患者様のプライベートドクターとなるために必要ですし、院内スタッフと信頼関係を築くことは、目標を達成していくために不可欠です。たとえば、業務の中で思わぬミスが発生することもあるでしょう。ミスをなくする努力をすることは大事ですが、もっとも大切なことは、ミスが発生したときに、どのように対応するのかということです。しっかりリカバリーすることができなければ、患者様や院内スタッフからの信頼を得ることはできないのです。

る）」の三つの能力に根ざしているからです。つまり、ヒューマンスキルの基本となる土台部分を分解していくと、「コミュニケーションアビリティ（能力）」がその共通項となっているのです。

いくつものスキルを同時に身につける必要はなく、すべてに共通した基本であるコミュニケーション能力

〔図表4〕　ヒューマンスキルとコミュニケーションアビリティとの関係

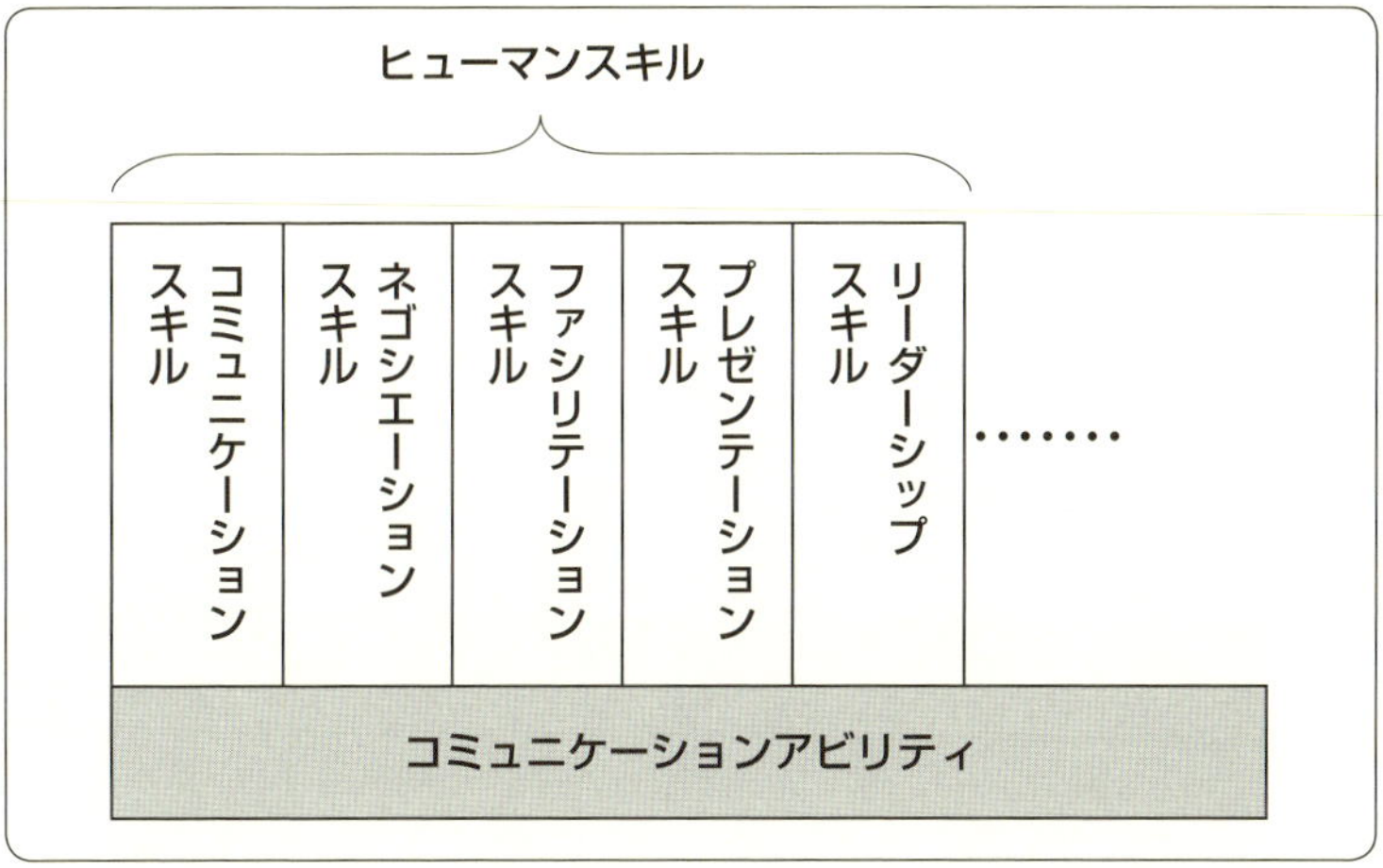

を身につけることで、ヒューマンスキル全体を自分のものにすることができるわけです。

ちなみに、コミュニケーションアビリティ(communication ability：コミュニケーション能力)とは、一般的に「他者とコミュニケーションを上手にはかることのできる能力」といわれています。これに対し、コミュニケーションスキル（communication skill）とは「人と人との間でコミュニケーションをとる方法・手法・テクニックを理論づけし、検証を行い、技術または知識としてまとめたもの」を意味します。

しかし一般的には、コミュニケーション能力とコミュニケーションスキルを同義に扱っている企業も多くなっています。最近では、こうしたものを統合してコミュニケーション・コンピテンシー（communication competencyコミュニケーション総合力の意）と呼ぶ場合もあります。

2 コミュニケーションとコミュニケーションアビリティ

コミュニケーションと聞くと、あなたはどんなことをイメージするでしょうか。

コミュニケーションについてアンケートをとると、さまざまな答えが返ってくると思います。それは、コミュニケーションという言葉がさまざまな意味で使われていて、その定義も多種多様だからです。

コミュニケーションに関する学問もたくさんあり、「脳科学」「心理学」「動物行動学」「交流分析」「ゲーム理論」など、数多くの切り口からコミュニケーションというものを思考し、理論や仮説をつくっています。

少し難しい言い方になりますが、広義には「情報などの何らかの因子の移動をともなう、ある分けられる事象間の相互作用」といって差し支えないでしょう。

コミュニケーションは、人間と人間の間でだけ行われるものではなく、人間と動物、動物と動物の間にも存在します。そして、「言葉」「表情」「ジェスチャー」「鳴き声」「分泌物質（フェロモン等）」「接触」などの媒体を用いて、「感情」「意思」「思考」「知識」などの情報を

〔図表5〕　コミュニケーション上手とは……

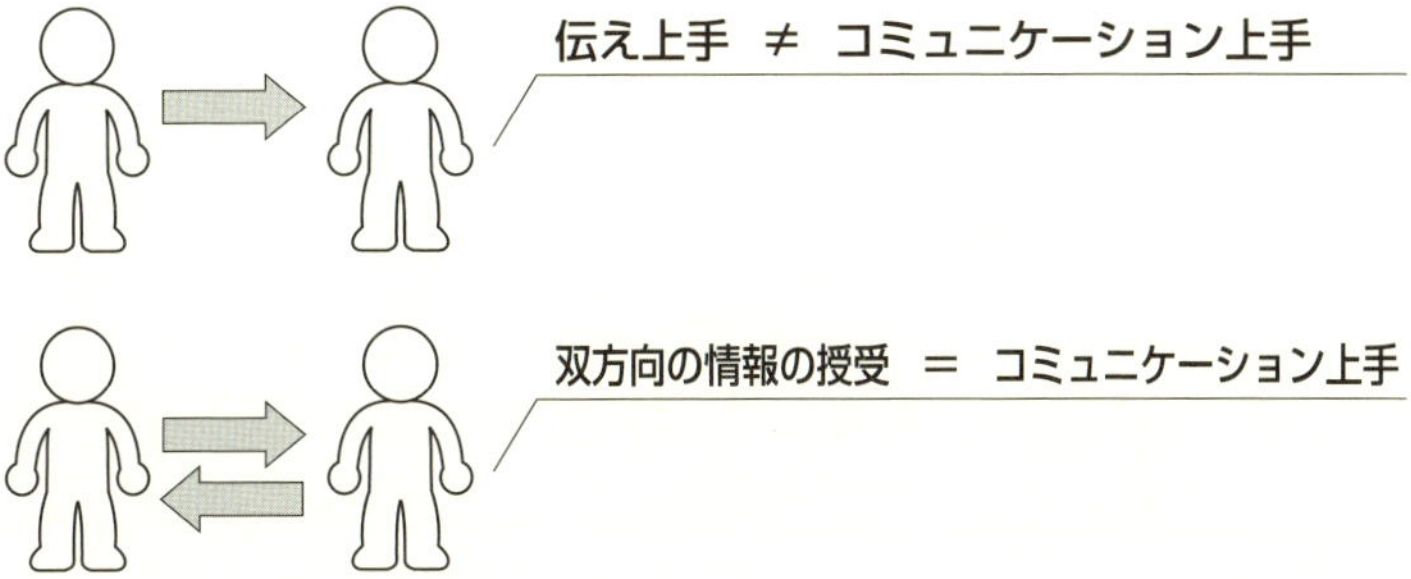

授受し合っています。

コミュニケーションという言葉が欧米からの外来語であるためか、コミュニケーションをとるのがうまい人と聞くと、多くの人は相手に情報を伝えるのがうまい人をイメージします。つまり、多くの人が交渉力や渉外力がある人のことを、コミュニケーション能力が高いと思っているわけです。

しかし、これは間違いです。コミュニケーション能力が高い人とは、情報を伝えるノウハウやテクニックを持っている人ではないからです。

なぜなら、そもそもコミュニケーション（communication）という言葉の語源は、ラテン語のcommunis（共通の）、communio（交わり）、そしてmunitare（舗装する、通行可能にする）にあります。この語源の意味どおり、コミュニケーションとは情報の発信と受信がそろってはじめて存在（成立）するものなのです。

コミュニケーションが、情報の発信と受信がそろってはじめて存在するということは、コミュニケーション能力が高い人とは、発信だけでなく、受信もうまい人であるということになります。

つまり、受け手に理解させることができるようなシグナルを発信することができる人。そして、他者からのシグナルに注意を向け、情報を受信した上で、さらに的確な処理や理解ができる人のことをいいます。

コミュニケーションの最終目的は、単なる情報の授受ではなく、ある種の等質性や共通性を持つことにあります。ですから、他者から受け取った情報により、相手の心の状態を理解したり共感したりすること（他者理解）ができる人こそ、コミュニケーション能力が高い人だといえるのです。

3 患者様に何を提供すべきか？

歯科医師の仕事は、患者様に医療を提供することです。といって、医療さえ提供していればいいのかというと、そうではありません。

たとえば、あなたが大切な人と食事をするために、ホテルのレストランに行ったとします。そのお店のウェイトレスが非常に無愛想で、呼びかけても返事もしない。料理を運んできたときも、料理のお皿をドンと置く――こんな状態でしたら、間違いなくお店にクレームをいいたくなるはずです。

でも、このウェイトレスにクレームをいうと、「当店は料理を出すのが仕事です。ご注文のお料理はすべてお出ししました。何か問題があるのでしょうか？」といわれてしまいました。

あなたは「そりゃそうだ。だってここは料理を提供するお店だから……」と納得できるでしょうか？

そんな納得はできないはずです。

確かに、料理を食べるためにお店に入りました。しかし、料理が出てくるというのは最低条件であって、十分条件ではないはずです。お腹を満たす以外にも、レストランに求めているもの、期待しているものがあるのですから、ウェイトレスのこんな返答には納得できないはずです。

歯科医院もこれと同じです。歯科医院も医療を提供するところ。しかし、医療を提供するというのは、最低条件であって十分条件ではありません。

レストランを訪れる人が、料理とサービスの両方を求めるように、患者様は医療によって体の健康を取り戻すとともに、他にも求めているものがあります。体と心、その両面の健康を求めているのです。

体の健康を失った患者様の心は、健康に対する不安、将来に対する不安、経済的な不安など、さまざまな不安でいっぱいです。つまり、体の健康を失うことで、心の健康も失った状態にあるのが患者様です。

そして、患者様は医院にくることで、その裏の欲求として心の健康を取り戻すことを求めています。そのため、医療を提供するだけでなく、心の健康までも取り戻すことのできるサービスを提供するのが、医師や歯科医師、医院の仕事なのです。

患者様の健康を取り戻す——そのために欠かすことができないのが、コミュニケーション能力です。

患者様とコミュニケーションをとることで、患者様がどのような不安や迷いを抱えているのかを把握します。それができれば、不安を解消するために、どのような情報を提供したり、どのようなサービスを提供したりすればいいのかがわかってきます。

つまり、医師をはじめ医院で働くスタッフが、一定レベルのコミュニケーションアビリティを身につけることで、患者様が求めているものを理解でき、提供できるようになるのです。

料理が美味しく、サービスがよい料理店が行きつけのお店になるように、患者様の心身両面の健康を取り戻すサポートができる医院は、患者様のプライベートドクターになっていくことができます。

4 医療の提供とコミュニケーション能力

医療提供とコミュニケーション能力は深く関係しています。

①的確な治療の判断
②必要な医療の提供
③心の健康の提供

医院を訪れる患者様の心は、痛みや不快感、それから病気や怪我に対する無知からくる不安でいっぱいです。

不安は恐怖を誘発し、恐怖は心をとらえ、極度の緊張状態を引き起こします。そして、緊張は冷静な状況分析をすることや、的確な判断をする力を失わせるのです。

治療というものは、一部の例外を除けば、患者様に症状をヒアリングし、それを元にどのような疾患なのかという予測を立て、この予測を実証するために検査を行い、的確な治療方法を決定していくという手順を踏みます。

ということは、患者様から正しく症状を聞き出すことができなければ、正しい疾患の予測をすることも難しくなるということです。

来院された患者様は、不安に心が揺れ動いていて、緊張した状態だけでなく、医師に対する気兼ねの心も持っています。

「こんなことを聞いてもいいのだろうか?」

「こんな症状もあるけど、いってもいいのだろうか?」

といった気兼ねを少なからず持っています。このような状態にある患者様は、症状の大きな部分は説明することができても、細かな部分については説明するのを忘れたり、いうこと自体をためらったりします。

疾患の中には、小さな症状に患者様を苦しめている本当の原因が隠されている場合があるのは、周知のとおりです。そして、その小さな症状を見落としたために、対応が遅れるということも世の中にはままあります。

コミュニケーション能力を身につけることで、緊張状態にある患者様からでも、正確に症状を聞き出すことができるようになります。その結果、的確な医療の判断と提供ができるようになるのです。

また、患者様は健康を取り戻すために来院します。しかし、取り戻したい健康のレベルは、患者様によって異なるものです。

たとえば、日常生活をするに差し支えないレベルの健康を取り戻したい人もいれば、スポーツなどができるレベルの健康を取り戻したい人もいるわけです。

取り戻したい健康のレベルによって、提供する治療法は異なってきます。同じ症状の患者様だからといって、判で押したように同じ治療法を提供すればいいというものではないはずです。

それに、医師というものは、単に疾患や怪我を克服し、健康を取り戻すための医療を提供すればいいというものではありません。その患者様が日々の生活の中で幸せを感じることができるような、健康を取り戻せる医療を提供するのが、本物の医師なのです。

少し乱暴な例えかもしれませんが、医療はクルマの修理に似ています。

クルマが故障したとき、クルマが不便なく走れるように修理するだけの人は、腕のよい修理工とはいえません。そのクルマがスポーツタイプなら、その特徴を最大に楽しめるレベルに修理する、オーナーのクルマの使い方を理解し、カーライフを楽しめるように修理する人が、本物の修理工なのです。

ですから、たとえば子育て中の患者様と、定年を迎えた年齢の患者様とでは、日々の生活を楽しむために必要な健康のレベルは違うはずです。その患者様に必要な治療方法を提案するためには、患者様のライフスタイルを把握し、そのライフスタイルの中で、幸せを感じることができる健康を取り戻すための治療法を提案しなければなりません。

そのためには、症状だけではなく、「どのような生活を求めているのか？」という情報を聞き出し、把握できるコミュニケーション能力が必要になります。

さらに、患者様の心がどのような状態にあるのかは、疾患や怪我の治療や治癒に大きな影響を与えます。

健康を取り戻すために来院された患者様の目的を達成するためにも、そしてより効果的な治療を行うためにも、心の健康を取り戻すサポートをすることは、大変重要なのです。

ところで、不安や恐怖は、無知から発生するものと、感情から発生するものに分けることができます。

無知から発生した不安や恐怖は、現状を引き起こしている理由と解決方法を説明することで解消できます。

つまり、

「なぜそうなっているのか」

「それをどのように改善すればいいのか」

〔図表6〕 心と体の健康の提供にコミュニケーションは欠かせない

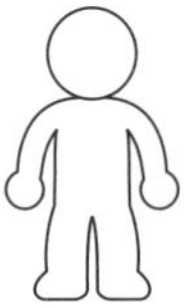

患者様は心と体の健康を失っている

「正しい医療の提供」「心の健康を取り戻す」
この両方に、コミュニケーションは欠かすことができない

ということを理解することで、解消することができるのです。

一方、感情から発生している不安や恐怖は、突然の病気や疾患という不幸な状況に陥った自分の状態を理解してくれる人がいて、その感情を理解・共感してもらうことで解消されます。つまり、自分一人でないことが理解できることで、感情からの不安や恐怖から脱却することができます。

ですから、患者様に心の健康を取り戻してもらうためには、疾患や怪我、治療方法を、不安を持っている状態の患者様に十分説明し、納得してもらうこと。と同時に、医師がその状態や心情を理解し、共感することが必要になります。そして、これらのことを行うためにも、コミュニケーション能力は欠かすことができないのです。

5 医院経営とコミュニケーション

自分が目指す医療や医院のビジョン。

「それを実現するために頑張っているんだけど、なかなかスタッフがついてこない。もしかして、医院の中で真剣に業務のことを考えているのは自分だけじゃないのだろうか」

先生も、そんな気持ちを味わった経験があるのではないでしょうか。

スタッフのモチベーションが上がらないのは、ヤル気がないからではありません。

一般企業を対象にしたアンケートでは、やる気が出ない理由として、多くの社員が「何のために仕事をしているのかわからない」と答えています。つまり、多くの社員は自分が仕事をしている意味を探しているのです。

人間は、人生をかけて自分の存在意義を探す生き物です。そのため、何をするにしても、そこに意味や価値を見出そうとします。

私たちは、基本的に生活をするために働いているわけですが、人生の多くの時間を割いている仕事が、ただ食べるためだと思うと虚しさを感じてしまいます。その上、食べるために仕事をしているのであれば、よりラクができるとか、より稼げるというような条件だけで、仕事を選ぶようになってしまいます。

しかし、仕事をすることに意味や価値を見つけると、人間は変わります。たとえば、自分の働きが、他の人の喜びにつながったり、自分が頑張ることがチームの目標達成の原動力になったりなど、仕事をすることで自分の存在意義が生まれるとしたら、一気にモチベーションが上がり、やる気を起こします。

経営者として、院長として、どんな医院にしたいのか、スタッフにどうなってほしいのか、仕事を通して何を成し遂げたいのか。そのためには、どんな数値目標を達成する必要があるのかなど、そういうビジョンを院内スタッフと共有すると、スタッフは仕事をすることに意味を持つようになります。

そして、ビジョンを共有したスタッフは、チームでひとつの目標を達成していくことにやりがいを感じるようになります。その結果、高いパフォーマンスの集団が出来上がることになるのです。

ところで、あなたも「顧客満足」という言葉を、これまで何度か耳にしたことがあると思います。

顧客満足（ＣＳ）とは、customer satisfactionの略語で、人間はその商品やサービス、その企業に何らかの満足を感じたときに購入するという考え方のことです。

多くの企業は、販売数を伸ばすために、定期的に顧客満足度を調査し、お客様を満足させるサービスを考えたり、お客様が満足する商品の開発をしたりすることに心を砕いています。

しかし、真の顧客満足とは、よいサービスや商品を提供するから生じるものではありません。真の顧客満足とは、社員やスタッフが仕事に対するやりがいや誇り、そしてモチベーションを持った結果の副産物として生まれてくるものです。

ですから、「まず顧客満足ありき」ではなく、実は「まずスタッフ・社員満足ありき」なのです。

医院においては、院長自らがコミュニケーション能力を身につけることで、スタッフに仕事をしている意味を理解してもらい、クオリティの高い業務をしてもらう……。そうすることで、患者様に満足（感動）を与えることができるようになるのです。

このことからも、コミュニケーションは、医院経営をその根本から変えていくカギになることがよくわかります。

医院も企業も、最終的には「人」によって決まります。

個々人が、自分の持っている力を十分に発揮することができる組織をつくれば、その医院や企業は発展するようになるのです。

第2章

コミュニケーションに対する4つの誤解

1 日本人はコミュニケーションをとるのが下手？

コミュニケーションという言葉は外来語ですが、今日では、私たちの普段の生活の中でごく普通に使われるようになってきました。しかし、ごく普通に使われている言葉なのに、コミュニケーションという言葉に対して誤解をしている人は少なくありません。その誤解が、コミュニケーション能力を高めていく大きな障壁となっているのです。

この章では、コミュニケーションに対する多くの人が持っている誤解について話していくことにします。それは、これらの誤解が解消されることで、コミュニケーションアビリティを高めることが容易になるからです。

コミュニケーションに対する大きな誤解の一つめは「日本人はコミュニケーションが下手」ということです。

実際、本書を読まれている先生やスタッフの中にも「私はコミュニケーションをとるのが下手！」と思い、苦手意識を持っている方がおられることでしょう。しかし、日本人はけっしてコミュニケーションが下手なわけではないのです。

コミュニケーションという言葉が欧米からの外来語であるため、多くの日本人はコミュニケーションと聞くと、どうしても欧米的なコミュニケーションをイメージしてしまいます。つまり、相手に情報を伝え、納得させるコミュニケーションをイメージしてしまっているのです。

狩猟民族である彼らの先祖は、獲物を求め、西へ東へと移動しながら生きてきました。しかし、新しい土地へ行けば、そこで習慣や文化の異なる人たちと出会うことになります。生きていくためには、そうした新しく出会った人たちと仲良くなり、協力者をつくっていく必要がありました。そのため、自分のことや意見を短時間で受け入れてもらう必要があったのです。欧米で「伝えるコミュニケーション」が発達したのには、こうした歴史があったからです。

しかし、日本人の祖先たちには、そのようなコミュニケーションは必要ありませんでした。地理的にも四方を海で囲まれ、農耕を中心として生活してきた民族である私たちの祖先は、限られた土地にとどまり、そこに集う人たちと生涯を過ごし、しかもみんなで協力し合いながら、時間をかけて共同作業で作物を育ててきました。そうした環境下では、自己主張する必要はきわめて少なくなります。言葉で自分の意思を伝えるよりも、全体の中に自然に溶け込み、黙々と仕事をする姿を通して、みんなに理解してもらうほうが重要だったわけです。

そのため、日本人は「以心伝心」「暗黙の了解」というような、多くを語らないで理解し合うコミュニケーションを発達させたのです。

コミュニケーションというものは、一方的な情報の伝達ではなく、双方間の情報の発信と受信がそろってはじめて存在するものであること、そして、コミュニケーションの最終目的が、単なる情報の授受ではなく、ある種の等質性や共通性を持つことであることは、すでにお話ししました。

日本でも欧米でも、お互いのことを知り、理解し合うためのコミュニケーションをとってきたのですが、その方法が日本と欧米では異なっていただけなのです。ですから、日本人は、けっしてコミュニケーションをとるのが下手なのではありません。

ただ日本人が、コミュニケーションに対して苦手意識を持っているのは、学校教育にその原因の一端があるといっていいでしょう。

学校教育とは、その国で生きていく上で必要な知識を学ぶために行われるものです。

歴史も文化も習慣も宗教も異なる、多民族が集まってできているアメリカでは、考え方や価値観の異なる多くの人たちが集まって生活をしています。このような社会環境の中で生きていくためには、自分の考えをしっかり持つこと、そしてそれを伝えることが必須になります。そのため、アメリカの多くの学校では、小学校から大学まで「話し方の勉強」(パブリック・スピーキング力の養成)というのが必修科目としてあります。彼らは、幼い頃から相手に伝える方法を論理的に学び、それをどのように応用するのかという授業を受けているのです。

しかし、島国でほぼ単一民族、習慣も言葉も似ている日本では、何かを他人に伝えるのに苦労をすることはありません。それに加え、寡黙であることを美徳とし、その謙虚さや自己抑制力で人間性を示すのが、素晴らしい人間だという価値観を持っています。

このような日本の社会で生きていくためには、人に「言葉というもの」で、何かを伝える能力はあまり必要がなかったのです。そのため、日本の学校教育は知識の吸収に重きが置かれ、知識を吸収するために必要な「読むこと」と「書くこと」がカリキュラムの中心になっています。

このように、日本人はコミュニケーションというものを、文化や価値観が異なる他者との対応として、理論的にも応用的にも学んだことがないのですから、コミュニケーションに苦手意識を持ってもしかたがないことなのです。

また、日本人の価値観や習慣にも、日本人がコミュニケーションに対して苦手意識を持っている原因の一端があります。たとえば、日本人は「人前でペラペラしゃべる人はあまり信用できない」という価値観や、よくしゃべる人のことを「軽い人間」という価値観を持っています。それに、恥の文化があり、誰もが幼い頃から「人の迷惑になるようなことをしてはいけない」と教えられ、人様に笑われることや、人の前で間違えたり失敗することは恥ずかしいことだ、と教育されてきました。

私も個人的には「沈黙は金」とか「恥を知る」という、日本の文化は素晴らしいものだと思っています。しかし、コミュニケーション能力を身につけるという視点からみると、そうした価値観や習慣が、コミュニケーションに対する苦手意識を生み出していると思わざるを得ません。

このように、日本人はけっしてコミュニケーションをとるのが下手なわけではありません。日本と欧米では、コミュニケーションのとり方やとる方法が異なり、日本人は日本流のコミュニケーションをとることができているのです。

日本人がコミュニケーションに対して苦手意識を持っているのは、コミュニケーションというもの自体を誤解していること。小さい頃から、コミュニケーションというものを体系的にきちんと学ぶ機会がなく、積極的にコミュニケーション（欧米的な）を自粛するような価値観の中で育てられたためなのです。

「自分はコミュニケーションをとるのが下手だ」

「私はコミュニケーションをとるのが苦手だ」

それは単なる誤解にすぎません。そんな誤解は、コミュニケーション能力を高めていくときに邪魔になるだけですから、自分の頭の中からそのような誤解を捨て去ることが、コミュニケーション能力を身につけるための第一歩なのです。

2 しゃべり上手はコミュニケーションが上手？

コミュニケーションに対する誤解の二つめ。それは、コミュニケーションが上手な人は「明るくて積極的。そしてしゃべるのがうまい人」だというイメージです。

明るく積極的な人が、コミュニケーション上手だとイメージしてしまうのは、このようなタイプの人は他人に好かれやすいと思うからです。そして、しゃべるのがうまくて楽しい会話ができそうだと思ってしまうからです。

しかし、「明るい」「積極的」「しゃべるのがうまい」というのと、コミュニケーションが上手というのは、あまり関係ないことです。

たとえば、他者とのコミュニケーションをうまくとれるかどうかが、仕事の実績に直結する業種として「営業」があります。普通に考えれば、明るくて積極的な営業マンが「売れる営業マン」だと思ってしまいがちです。実は、一概にそうとも限りません。

世の中には、特別に明るいわけでもなく、しゃべるのがうまいわけでもないのに、多くのクライアントに愛され、売上げを伸ばしているトップ営業マンはたくさんいます。彼らはけっして流暢にしゃべるわけではありません。しかし、クライアントが抱えている問題を把握できていて、なぜその商品が必要なのかということを、わかりやすく伝えることができています。ですから、売れる営業マンになることができたのです。

営業マンがどんなに明るく、楽しい話ができたとしても、クライアントに必要性を感じていただけなければ、商品やサービスは売れません。どんなにしゃべるのが上手であっても、クライアントにその商品やサービスが理解されなければ、売れないのです。

「コミュニケーションがうまい人は、明るくて、積極的で、しゃべるのがうまい人だ」と思っていると、コミュニケーション能力を高めるためには、そのようなタイプの人になろうとします。しかし、しゃべるのがうまいのと、コミュニケーションをとるのがうまいのとは、まったくの別物なのです。

仮にこのような誤解をしたまま、コミュニケーション能力を高めようとしたら、ムダな労力を注ぎ込むようなものです。それでは、いつまで経っても、コミュニケーション能力を高めることなどできません。

「明るくて、積極的で、しゃべるのがうまくなくても、コミュニケーションのうまい人になれる」――コミュニケーションに対する正しい知識を持って、コミュニケーション能力を高める努力をすれば、コミュニケーションをうまくとれるようになるのです。

3 コミュニケーションは経験で身につく？

コミュニケーションに対する誤解の三つめ。コミュニケーションは経験によって身につく……というものです。経験を積めば、コミュニケーション能力は自然に身について、年齢とともに高まっていくという誤解です。

確かにコミュニケーション能力を高めるためには、いろいろなことを経験することが大切です。誰とも会わずに仕事をしている人よりも、多くの人に接し、話をする機会の多い人のほうが、コミュニケーション能力は上達する確率が高くなります。

しかし、人と話をする機会が多い人のほうが、コミュニケーションが上手になりやすい環境にいるというだけのことであって、場数さえ踏めばコミュニケーションがうまくなるかといえば、必ずしもそうとはいえないのです。

これは、スポーツに例えるとわかりやすいかもしれません。スポーツで上達するためには「練習すること」が大切です。しかし、練習さえしていれば必ず上達することができるかというと、そうとも言い切れません。

はじめにきちんとした理論をしっかり学び、その上で自分が納得して練習するからこそ、上達していくことができるのです。逆にいいますと、ガムシャラに練習量だけこなしたとしても、それがきちんとした理論にもとづいたものでなければ、上達はおろか、体を壊してしまう可能性さえあります。

コミュニケーションもこれと同じで、上達するためには実践での訓練が必要です。しかし、ガムシャラに人と話したり、人と会ったりするだけで、コミュニケーション能力が高まっていくかというと、そうではないのです。

もしコミュニケーション能力というものが、経験に比例して上達していくものであるとしたら、人間は基本的に年齢を重ねるほどに、人とコミュニケーションをとるのがうまくなるはずです。つまり、老いれば老いるほど、コミュニケーション能力が高くなるという論理です。

では、あなたの周りを見渡してみてください。年齢が高くても、コミュニケーション下手な人はたくさんいるはずです。

コミュニケーション能力は、経験だけ積めば高まるというものではありません。コミュニケーション能力というものが、どのようなものであるかをきちんと把握し、コミュニケーションの上達方法を理論的に学んだ上で、実践を繰り返し、経験値を上げていくことで高めていくことができるようになるのです。

4 コミュニケーションは生まれ持った能力？

コミュニケーションに対する誤解の四つめ。それは、コミュニケーション能力が生まれ持った能力だと思っていることです。確かに人間は、個々に「生得的な気質・性質・資質・センス」などを持っています。同じ家庭で同じように育てられたとしても、血を分けた兄弟がまったく違うパーソナリティ（人格）になっていくのはこのためです。

また、人には好かれやすいパーソナリティの人と、そうではないパーソナリティの人がいます。たとえば、何をやってもいっても笑って済まされる人と、笑っては済まされない人のことです。人に好かれやすいパーソナリティの人は、周りに仲間や協力者を簡単につくっていきます。反面、人から好かれないパーソナリティの持ち主は、仲間や協力者をつくるどころか、孤立していく可能性さえあります。

こうしたことを考えると、コミュニケーションに対する誤解の四つめである〝コミュニケーション能力とは、持って生まれた能力ではないだろうか〟と、誰もが思ってしまっても仕方がないことです。しかし、これまでの私の経験からも、コミュニケーション能力というものは、けっして持って生まれたものではない、ということが断言できます。

「能力」（アビリティ）という単語を辞書で引くと、「何かを成し遂げることのできる力のこと」と書かれています。たとえば、画家が一度見たものを、後で正確にデッサンして再現する能力、プロのピッチャーが時速150キロのボールをキャッチャーミットに投げ込む能力、交渉人がパニック状態にある犯人と対話する能力……など、世の中にはさまざまな能力があります。しかし、世の中を見渡せばわかることですが、たとえどんな特別な「能力」であったとしても、これらを先天的に身につけていることはまずありません。

もちろん、生得的に持っている資質や感性の中には、ある種の能力を身につけるときに有効なものもあります。しかし、それだけで能力そのものが決まるわけではありません。「能力」とは、学習と経験を積み重ねていくことによって身につけていくものなのです。世の中の高い能力を持っている人で、練習をしていない人など存在しないのです。

私の知人で、初対面の人と話をするのが苦手で、人に会うだけで手に汗をいっぱいかいてしまう人がいました。ここまでひどくないにしても、大勢の人の前でしゃべるのが苦手だという人はたくさんいます。このような人でも、コミュニケーションをとる方法を論理的に学び、経験を積めば、初対面の人とうまく話すことができたり、大勢の人を惹きつけるような話をすることができたりします。実際、私の知人は、今では緊張せずに会話を楽しめる人になっています。それは、コミュニケーション能力というものが、持って生まれた能力ではないことの証明でもあるのです。

第3章

コミュニケーション能力《アビリティ》を高める

1 コミュニケーションアビリティの根っこにあるもの

1　能力と技術の違い

世の中には、コミュニケーション能力を高めるためのスクールや講座がたくさんあります。その多くは「相手に話を聞いてもらうためには、どうすればいいのか?」「相手を納得させるために、どのように話すべきなのか?」「相手の心理を思いどおりに動かすためには、どうすればいいのか?」といったことを学ぶものです。

多くのスクールや講座が、なぜこのような内容のものを提供するかというと、これは、日本人の多くが「コミュニケーションがうまい人=相手に情報を伝え、納得させるのがうまい人」という認識をしているからなのです。それらのスクールや講座で教えることも、コミュニケーションスキルの一部であることは間違いありませんが、すべてではないことは、もう理解されていただけていると思います。

それに、コミュニケーションを高めるスクールや講座に、前記のような内容のものが多い理由として、「コミュニケーションアビリティ(能力)」と「コミュニケーションスキル」がきちんと分類されていないことがあげられるでしょう。

〔能力〕のうりょく
⑴物事を成し遂げることのできる力
「能力の限界を超える」「月産1000台の能力を持つ工場」
⑵法律上、ある事例に関して当事者として要求される資格

〔技術〕ぎじゅつ
⑴物事を巧みに成し遂げるわざ。技芸
「運転技術」
⑵自然に人為を加えて人間の生活に役立てるようにする手段。また、そのために開発された科学を実際に応用する手段。科学技術。
（三省堂『大辞林　第二版』より）

コミュニケーションアビリティ（能力）とは「他者とコミュニケーションを上手にはかることができる能力」であり、一方、コミュニケーションスキルとは「人と人との間でコミュニケーションをとる方法・手法・テクニックを理論づけし、技術として構築したもの」です。つまり、文字どおり「能力」と「技術」というまったく異なるものなのです。

多くのコミュニケーションに関するセミナーや講座、書籍などで学ぶことができるのは、コミュニケーションスキルのほうです。コミュニケーションスキルは文字どおり「技術」ですから、相手に話を聞かせたり、納得させたりするための技法ともいうべきものです。

しかし、コミュニケーション能力（アビリティ）とは、こちらの情報を聞かせ、納得させることで、相手を思いどおりに操るというような技術的なものではありません。

2 尊厳の気持ちを持つ

では、コミュニケーションアビリティ（能力）とは、どのようなものなのでしょうか？

それはコミュニケーションの基本となる「観る（把握・理解する）」「聴く」「話す」の三つの要素に根ざしたものです。

コミュニケーションアビリティは「能力」ですから、コミュニケーションスキル（技法・技術など）よりも、もっと根元にあるもので、ヒューマンスキル（人間力）と密接にリンクするものです。

この能力は、基本姿勢（心構え）ができていないと高めることができないものなのです。つまり、この能力の根底に求められるのは「自分と相手に対しての尊厳の気持ち」です。

そして、そのような心構えを持った上で「話すこと」「聴くこと」「理解すること」の三つのことを、ていねいに行っていくことで、コミュニケーショ

〔図表7〕 コミュニケーションアビリティ3つの要素と尊厳

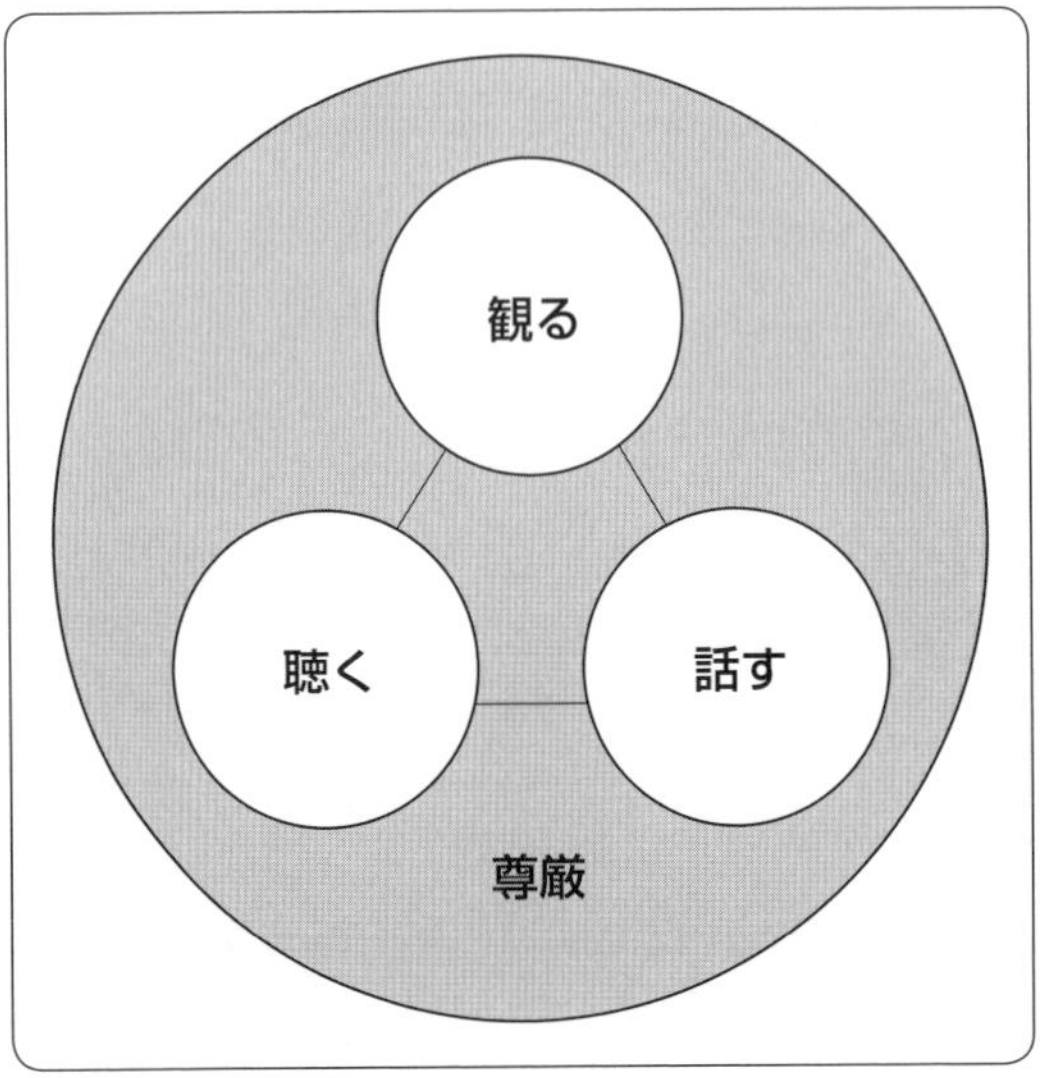

ンアビリティを高めていくことができるようになるのです。

ところで、尊厳とはどういうことなのでしょうか。

尊厳という言葉を辞書で調べると、次のように説明されています。つまり、相手に対する尊厳の気持ちを持つということは、「相手を尊くおごそかで侵しがたい存在」だと考えることです。

当然のことながら、他人は自分と異なります。なぜならば、人は個々に〝固有の個性〟というものを持っているからです。個性とは「個人を個人たらしめている特徴」のことです。つまり自分と他人とは、異なるところがあるから、それぞれが「個」として存在することができているのです。

〔尊厳〕そんげん（名・形動）[文]なり
尊くおごそかで侵しがたい・こと（さま）。
「生命の尊厳」「夫帝王極めて尊厳なり／明六雑誌」
[派生]　尊厳さ（名）
（三省堂『大辞林　第二版』より）

このような貴重な個性に対し、尊いものとして接する――この感覚や気持ちが欠けていることが、人とコミュニケーションがうまくとれない大きな要因になっているような気がします。もっと噛み砕いていえば、多くの人が「他人と自分は同じだ」「あの人も自分と同じように考えるはずだ」と思い込んでいるから、うまくコミュニケーションをとることができなくなっているのです。

3　個性の違いを理解し、尊重する

〝個性（キャラクター）が異なる〟ということは、各人が持っている感性や価値観が異なるということです。人間は、自分の感性や価値観、過去の経験や学習した知識というフィルターを通して物事を見、受け止め、考えたり理解したりしています。

たとえば、同じジャズを聴いたとしても、ジャズが好きな人とジャズに興味がない人では、まったく感動の度合いが異なります。さらに、歌手の人生や時代背景に対する知識があれば、感動の度合いも自然に深まります。しかし、何の知識もなく聴けば、単なるメロディしか、耳に入ってきません。

これは知識に関する例えですが、感性や価値観についても同じことがいえると思います。同じものを見ても、感性や価値観が違うと、まったく違う印象を持って理解してしまいます。ですから、同じ映画を観ても、感動する人もいれば、感動しない人もいるのです。

物事を楽天的に考える人にとっては、たとえ困難なことが起こっても、乗り越えることができると考えがちです。ですから、物事を悲観的に考える友人から相談をされたとしても、「大丈夫、何とかなるよ」とアドバイスをしてしまいます。しかし、悲観的に考える人にとっては、何を根拠にこのようなアドバイスをするのか理解できません。言葉としては理解できても、そのアドバイスに納得することはできないのです。

こうなりますと、両者間のコミュニケーションは成立しなくなります。

それどころか、相談をした悲観的な考え方の人は「この人に相談してもムダだった」「根拠のない無責任な発言だ」という結論に至り、この人との人間関係に亀裂が入る可能性さえあります。

人間は個性によって、見え方も、聞こえ方も、受け止め方も、感じ方も違います。ですから、個性を持った人間の間でコミュニケーションを成立させるには、その個性の違いや行動パターンの違いを知らないといけないのです。そのため、円滑なコミュニケーションをとるには、まず相手に対する尊厳の気持ちを持つと同時に、自分に対しても尊厳の気持ちを持ちながら、相手を観察し、理解し、認めていくことが大切になります。

あなたも、誰かの言葉にとても傷ついたことがあるかと思います。でも、その人はあなたを傷つけようとして、その言葉を発したのでしょうか。もしかして、あなたを勇気づけたり、元気づけようとしたり、気づきを与えようとして、その言葉を発したのかもしれません。ただ両者では個性が異なりますから、あなたのとらえ方が違っていたり、過敏に反応しすぎたりして、結果的にその言葉に傷ついたのかもしれないのです。

コミュニケーションでは、その根本に相手の個性に対する尊厳を持っていれば、相手はどのような意図でその言葉を発したのか、何が伝えたかったのか、どのような表現をする傾向があるのか……などを考えるようになります。

　そして、自分の個性に対する尊厳を持っていれば、人の言葉や表現を自分がどのようにとらえる傾向があるのか、それによってどのような感情を抱きやすいのかを考えるようになります。

　こうした考え方やスタンスができるようになると、異なる両者間に生じやすい勘違い、思い違い、誤解などを解消していけるようになりますから、相手とスムーズなコミュニケーションをとるためには、自分の個性に対する尊厳を持つことも大切なのです。

　みんなが同じように感じ、考え、発想するなら、コミュニケーションのズレは起こりません。それこそ以心伝心で、すべてのことが理解し合えます。現実の社会がそうなっていないのは、人間がそれぞれ個別に個性というものを持っているからです。

　このように、異なる個性同士の間で情報を授受し、理解し合おうと思うなら、お互いの個性に対する尊厳を持つこと――それこそが、コミュニケーション能力の根底にあるもっとも重要な部分なのです。

2 「観る」とはどういうことか

1 「観る」とは本質を理解すること

「みる」という字には、「見る」「診る」「看る」「視る」「観る」という漢字が当てられています。

「見る」は、目と人からできており、目立つものを人が目に止めるという意味があります。わかりやすくいうと、「視覚によって物の形・色・様子などを知覚すること」が見ることなのです。

「診る」という漢字の、右側の「彡」の部分は、すきまなく髪の毛が生えている様を表しています。左側の「言」は、人が判断して言うことを表しているので、診るとは隅々まで手抜かりのないように見て、判断を下すという意味を持っています。

「看る」という漢字は、手と目からできています。これは「手をかざして、目でよく見ること」です。また、「手で触れて、目で見て、状態を感じること」を表しています。

そして「観る」という字の旧漢字【觀】には、左側の主部の中に口が二つ入っています。

この口二つは「そろえる」ことを表していて、物事をそろえて見渡すことを意味しています。つまり、物事の本質や内容を深く理解するために見ることが「観る」なのです。

コミュニケーションは、自分と他者の間で情報を授受し、共感し合うことです。しかし、そこには、自分も相手も、それぞれ異なる個性というものを持っているという現実があります。ですから、円滑なコミュニケーションをはかるためには、「自分」と「相手」、それから「相手の伝えたい内容」などを理解・把握することが大切になります。そのため、コミュニケーションをとるのに重要になるのは「観る力」なのです。

相手と円滑なコミュニケーションをとるためには、まず自分を理解・把握する力が必要だと聞くと、意外に思う方もいるかもしれません。しかし、コミュニケーションの第一歩は、「自分を知る」ことから始まるのです。

2　無意識層の自分を理解する

自分にとって一番身近な存在は「自分自身」です。このため、多くの人は、「自分のことは自分が一番知っている」と思っているはずです。しかし、どうでしょうか？　後述するジョハリの窓（67ページ）の例から見ても、「自分のことは自分が一番よく知っていると思い込んでいる人」が多いような気がしてなりません。実際、自分のことはあまりにも

人間の心は、たとえてみれば海面に浮かぶ氷山のような構造を持っている。
海面から出ている部分は意識であり、海面下の目に見えないが、はるかに大きな部分を占めているのが、無意識層である。
——ジークムント・フロイト——

近くにいる存在だからこそ、近視眼的になり、見えてこないことのほうが多いのではないでしょうか。

たとえば、人間の意識には「顕在意識層」と「無意識層」という二つの層があることはご存知だと思います。

顕在意識とは「私が意識していると、意識しているとき、自明的に存在了解されている何か」と定義されていますが、簡単にいうと「普段、意識することのできる覚醒意識」のことです。潜在意識は無意識ともいわれますが、ドイツの哲学者、フリードリヒ・シェリングによって発見された意識で、心の中の「意識でない領域」のことです。

私たちは、普段の生活の中で一部しか現れていない様を「氷山の一角」という言葉を使って表現しますが、実際に海面から上に出ている氷山は、全体の10分の1にすぎません。顕在意識と無意識（潜在意識）も、この氷山と同じで、人間の意識のほとんどは、自分自身では意識できない無意識なのです。

では、自分で意識することができない意識だからといって、無意識層に意味がないのかというと、そうではありません。無意識層には記憶や知識構造が存在し、これが意識の内容や有り様、そして行動にも影響を及ぼしていることは、科学的に実証されています。

普段、自分が意識することができていない無意識層によって、意識や行動が影響を受けているということは、簡単にいえば、自分が知らない自分が、自分の中に存在するということです（もう少し厳密に表現すると、自分が意識できていない自分がいるということ）。このように、自分というのは、自分が一番わかっているようで、実はわかっていないことが多い存在なのです。

3 「ジョハリの窓」で自己観察する

コミュニケーション心理学にも、人間の心を四つに分類した、有名な「ジョハリの窓」というのがあります。ジョハリの窓とは、自分をどのように公開し、隠蔽するのか――コミュニケーションにおける自己の公開と、コミュニケーションの円滑なすすめ方を考えるために提案されたモデルのことです。

ジョハリの窓は、１９５５年夏に、アメリカで開催された「グループ成長のためのラボラトリートレーニング」の席上で、サンフランシスコ州立大学の心理学者ジョセフ・ルフト（Joseph Luft）とハリー・インガム（Harry Ingham）が発表した「対人関係における気づきのグラフモデル」のことで、後に解明者である2人の名前を組み合わせて「ジョハリの窓」と呼ぶようになりました。

〔図表8〕　ジョハリの窓の意味

A：「開放の窓」（open self）

⇨自分自身も気づいていて、他人も知っているあなたです。言い換えると、あなたがオープンにしている部分

B：「盲点の窓」（hidden self）

⇨他人には見えているけど、自分では気づいていないあなたです。「あの人、自分では気づいていないけれど○○だよね」などといわれている部分。

C：「秘密の窓」（blind self）

⇨他人には見えていないあなたです。当然、他人も気づいていません。周囲から見ると、もう１人のあなたという部分。

D：「未知の窓」（unknown self）

⇨あなた自身も周囲の人も気づいていないあなたです。

〔図表9〕　ジョハリの窓ーA

自分自身が……

		知っている	知らない
周囲の人間が……	知っている	**【開放の窓】** A	**【盲点の窓】** B
	知らない	**【秘密の窓】** C	**【未知の窓】** D

〔図表10〕　ジョハリの窓－B

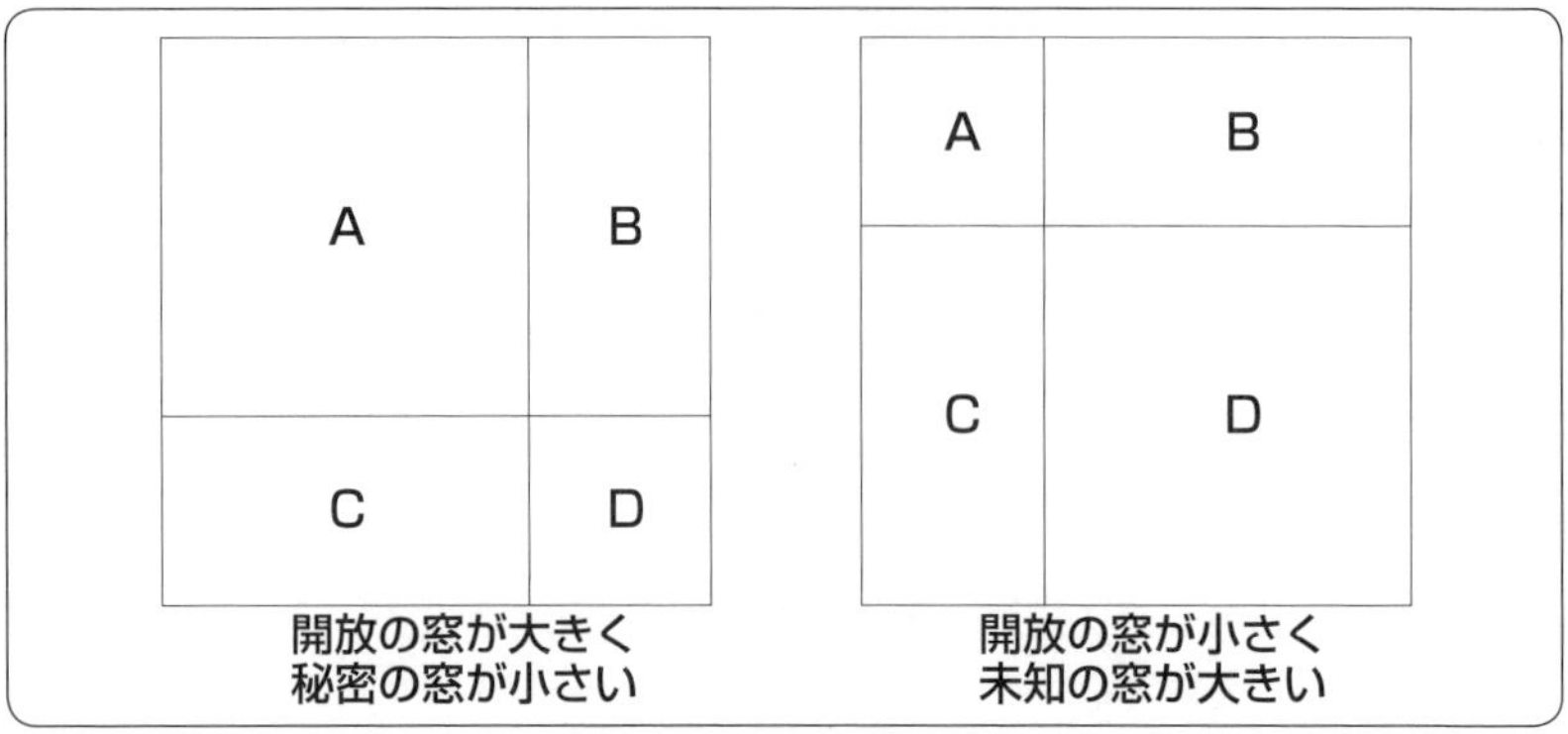

〔図表11〕　ジョハリの窓（自己開示とフィードバック）

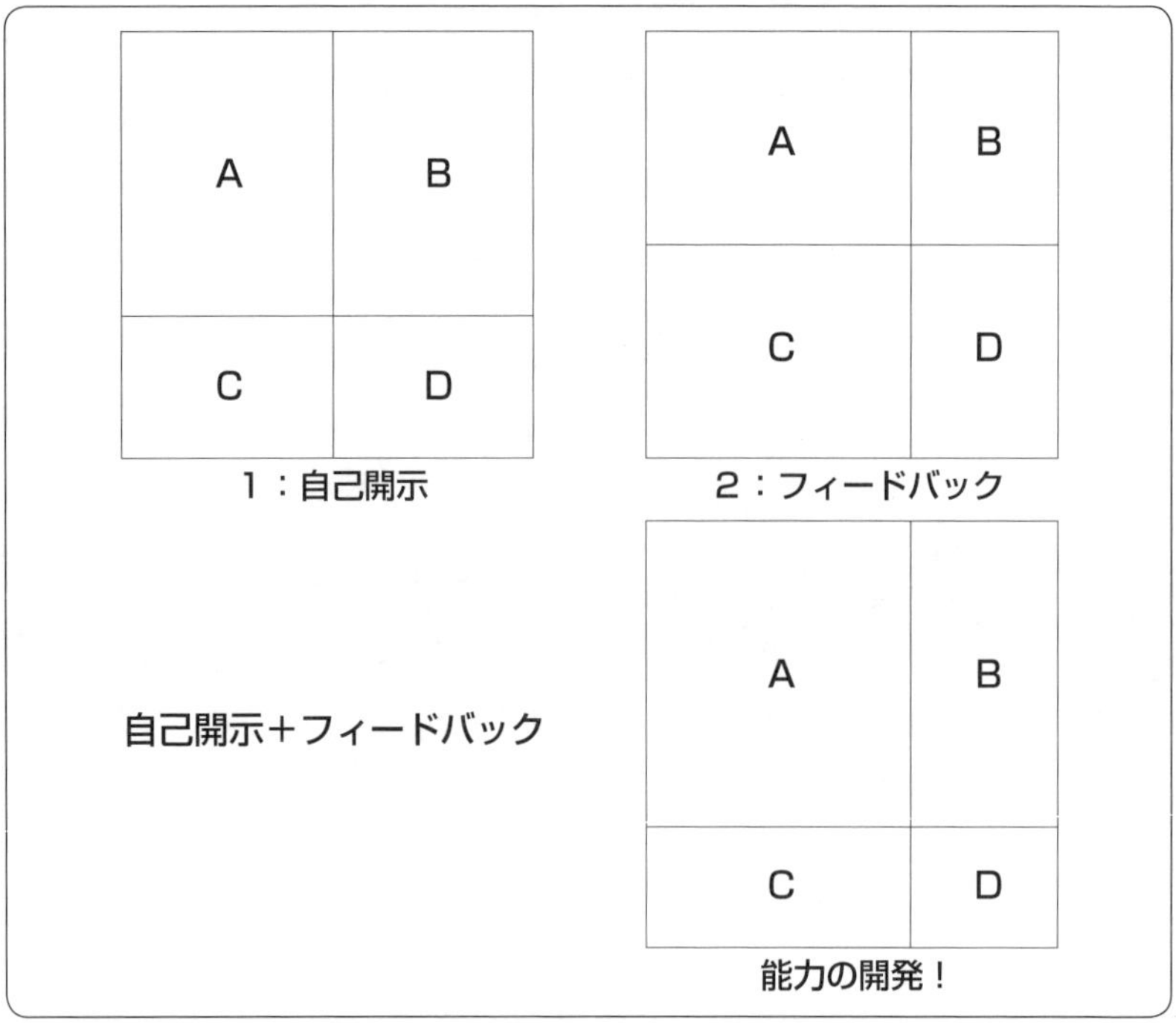

ジョハリの窓の考え方では、自分自身を大きな窓だと仮定しています。そして、そこには、四つの窓が存在しています〔図表8〕。

ジョハリの窓は〔図表9〕のように表現されますが、実際にはA、B、C、Dの領域が同じ大きさになるわけではありません。「秘密の窓」が小さい人もいれば、「開放の窓」が小さく、「未知の窓」が大きいという人もいます。どの窓が大きいのかということで、その人がどのようなコミュニケーションをとっているかを把握することができます。

たとえば「自己開示」と呼ばれる「自分の考え・意見・感情・欲求などを、相手に率直に、あるがままに伝える」ことができていると、「開放の窓（A）」が大きく「秘密の窓（C）」が小さいとなります。

もしAの窓よりCの窓のほうが大きいとなると、周りの人の目には「謎の多い人」と映るでしょう。周りの人は、その人に対して心を許しにくくなりますから、現在のコミュニケーションは円滑にすすんでいないだろうと判断できます。このような場合には、自己開示をしてAの領域を拡大することです。そうすれば、自然とCの領域が狭まり、コミュニケーションが円滑のとれるようになります〔図表11〕。

また「フィードバック」と呼ばれる「自分にはわかっていない自分について、何らかの情報を他の人から知らせてもらう」ことができていると、Aの窓が大きく、Bの窓が小さくなります。

この「自己開示」と「フィードバック」によってAの窓が広がると、Bの盲点の窓やDの未知の窓はどんどん小さくなっていきます。BとDの領域が狭くなればなるほど、「自己発見できている（自分の能力を発揮できている）」となるのです（図表11）。

余談ですが、最近、スクールや講座などで「グループディスカッションやグループワーク」が多く用いられるのは、数人のグループの中で、「自己開示」と「フィードバック」が同時に行われることを意図しているからなのです。

さて、あなたは自分自身を観察してみて、どの窓が大きいと思いますか？

ジョハリの窓の図で、自分のことを考えてみると、普段考えていなかった自分のことが見えてきたのではないでしょうか。

自分という存在は、普段の生活の中でもっとも身近にいる人です。自分のことはわかったつもりになりやすく、なかなか客観的に見つめることができないため、自分のことが一番理解できていないというケースも多いのです。

人間には長所もあれば短所もありますし、強みもあれば弱みもあります。そして、考え方の癖もあれば、好みもあるでしょう。他人だけではなく、あなた自身にも当てはまることです。だからこそ、円滑なコミュニケーションをとるためには、人間観察をする目を持って、人を観ることが必要になります。それは、相手だけではなく、自分自身にも当てはまることです。

3 「聴く」とはどういうことか

1 「聞く」のではなく「聴く」ことが大事！

テレビでの討論会を見て、あなたもガッカリしたことがあるのではないでしょうか？おそらくテレビ局の演出だと思うのですが、少し議論がヒートアップしてくると、討論会の参加者は、相手が聞いていようが聞いていまいが、一方的に自分の主張をまくしたてます。相手が話している途中でも、自分が言いたい内容があれば遠慮なく口を挟みますし、相手の意見を真っ向から否定します。相手に受け入れられないときは、大声にもなります。

小学校のホームルームのほうがずっとましな討論をします。

コミュニケーションのメリットとして、お互いの意見を授受することで、お互いの異なる意見から、新しいレベルの意見や発想が生まれてくることが上げられます。テレビの討論会を見ている人たちは、興味あるテーマについて、相反する立場の人たちが討論をすることで、何か新しい意見なり結論が生まれてくることを期待しています。そのため、お互いの意見をただ並べただけの結末を見ると、ガッカリした気分になってしまうのです。

このような一方的に自分の意見だけを述べるコミュニケーションは、はっきりいって「悪いコミュニケーション」といえます。そして、悪いコミュニケーションは、通常、相手に対する負（マイナス）の感情しか残しません。

これではコミュニケーションの意味はありません。コミュニケーションを成立させようと思うなら、相手の意見をきちんと「きく」姿勢を持たなければなりません。

ところで、「きく」という言葉には「聴く」「聞く」「訊く」という漢字を当てることができます。

一般的に多く使われる「聞く」は、声や音が耳に入ってくるときの状態のことを指します。英語のHearがこれに当たります。相手の話し声だけでなく、周りの音なども自然と耳に入ってくる状態なので、騒音や動物の鳴き声なども「聞く」になります。

「訊く」は、相手に何かを尋ねることを指しています。英語ではAskがこれに当たります。この訊くは、使い方を間違えると、自分が必要としていることだけを聞き出すことという意味になり、相手が伝えたいことを聞きとらなかった場合に使われます。

「聴く」は、「意識的に相手の話を聞こうという状態」のことを指します。英語でいえばListenがこれに当たります。相手に興味を持ち、「相手が何を伝えようとしているのか？」「相手の言いたいことは何か？」を考えながら聴くので、相手の意図や真意、伝えたい内容を聴きとることができます。

2　相手の話を正しく聴くための三つの手順

この中で、円滑なコミュニケーションをとるために必要なのは、相手の話を「聴く」ことです。そして、しっかり相手の話を聴くためには、次の三つの手順を踏むことです。

手順1：相手が話しやすいと思えるような態度を意識してとる
手順2：自分の先入観を除き、ニュートラルな精神状態で話を聴く
手順3：相手の話の内容や意図するところ、感情を正しく聴くようにする

ですから、興味・関心がなさそうな態度、緊張・威圧を与えるような態度などは、相手に話す気を失せさせてしまいます。相手が話しやすい態度を意識的にとることで、相手は話しやすくなり、こちらも情報を引き出しやすくなります。

相手から話を聴こうとする姿勢をとることで、聞き手である自分の耳にも話が入りやすくなるという効果も生まれます。人間の心理は態度に表れますが、態度を意識的に正すことで心理もコントロールすることができるのです。

それに、相手の話を意識して、きちんと聴いていることが相手に伝わると、相手は聴き手に好感を持ち、信頼関係を築きやすくなるというメリットもあります。

相手に「この人は、私の話に興味がなさそうだ……」「熱心に聴いていないなさそうだ……」

と思われてしまうと、その後のコミュニケーションはうまくいかなくなります。本来のコミュニケーションは、相手の話を聴こうとする態度をとることから始まる、といってもいいでしょう。

次に、「正しく聴く」とは、先入観を取り払って相手の話に耳を傾けるということです。先入観があると、それが障害となって相手の話を正しく聴きとることはできません。同じ話を好きな人から聞くと「そうだな」と思うことが、嫌いな人から聞くと「何をいっているんだ！」と思ってしまうのも、先入観のせいです。よく〝坊主憎けりゃ、袈裟まで憎い〟といいますが、「この人は嫌いだ」という先入観を持ちながら、相手の話を聞いても「嫌いという先入観のフィルター」を通して話が入ってくるため、相手の話を正しく聴くことができなくなります。

相手の話を正しく聴きとるためには「先入観を取り除き、ニュートラルな精神状態で聴く」ことが必要になるのです。

3　質問することでより理解が深まる

相手の話を正しく聴くためには、相手から聴いた話を自分が正しく理解しているかを、確認する必要があります。日頃のコミュニケーションにおいて「自分はこう受け取ってしまったのでは……、相手はこういったはずだ」という、ボタンの掛け違いのようなズレは結構あります。

一生懸命に話を聴いても、相手の意図することや真意とは違う意味に受け取ってしまったのでは、コミュニケーションは成立しません。話し手の意図するところや真意を確認するには、質問の形で、相手の話した内容を繰り返したり、自分の言葉で言い換えたりすると間違いは少なくなります。

このときのポイントは「それは○○という意味ですね」「じゃあ、そういうことがあって○○と考えたわけですね」というように、相手がYES／NOで答えることができる**「クローズクエスチョン」**をしていくことです。

このクローズクエスチョンの質問ですと、相手の話の腰を折らずに、相手の話したいこと、伝えたいことを確認できます。

ちなみに、相手がYES／NOではなく、自由に答えられる質問形式を「**オープンクエスチョン**」といいます。オープンクエスチョンは、相手の考えや意見などをより深く聴きたいときに適した質問形式です。

4　相手の感情の扱い方も重要！

相手の話にうなずいたり、相づちを打ったりしながら聴くだけでなく、話の要所要所で質問をしていくことで、相手の話を正しく聴きとることができるようになります。相手の話を正しく聴くことができたら、次は、その話を通して相手が意図するところや感情を理解してあげるように意識することが大切になります。

仕事であれ、私生活であれ、「相手の感情の扱い方」はとても大切なことです。職場だからといって、相手の感情をないがしろにして、事実に関する情報の授受だけをすればいいというものではありません。人間は感情の生き物であり、人がもっとも理解してもらいたいのも、実は事実の裏に隠された感情の部分である場合が多いのです。

相手の話の内容を正しく理解できていれば、相手の意図するところや感情についても察することができるようになり、誤解が原因で感情的になることも避けられます。

相手の気持ちをくみ取りながら聴くことができると、相手は「理解されている」と感じて、非常に安心して話せるのです。そのため、こちらの意見も相手に受け入れてもらいやすくなります。

話は少し飛びますが、顧客サービスを充実させている企業には、必ず「お客様相談室」というものがあります。そして、そこには経験豊富なクレーム処理の専門家たちがいます。クレーム処理というのは、苦情を持ってきたお客様に対して、話を聴く仕事ですから、ある意味一番難しい仕事といえます。

以前、そのクレーム処理の専門家にお会いして話をお聞きする機会があったのですが、彼がいうには、クレーム処理の一番のポイントは「お客様が何に怒っているのか？　という点を把握すること」だといっていました。

クレーム処理が下手な人は、自社マニュアルを見て対応しようとします。しかし、その多くはお客様が何に怒っているのかを把握しないまま、システムや商品の説明をするために、余計にこじれさせることになるのだそうです。

そして、もっとも大切なことは、お客様の感情を理解することです。その専門家いわく、クレーム処理は感情処理（感情対応）であり、お客様がどのような感情になっているのかを理解して、その感情をほぐさない限り、商品を取り替えるなどの物質的な対応をしても、クレームは消えることはないともいっていました。

人間が何らかの情報を発信するとき、その情報を発信するという行為の背後には、必ず感情の部分が潜んでいます。そして多くの場合、コミュニケーションをとるのは、最終的には感情の部分を理解してほしいからです。

そのため、相手の話を聴くときは、内容や意図するところだけではなく、感情までも読みとってあげる姿勢が大切になります。

4 「話す」とはどういうことか

1　相手の個性や感情を意識して話をする

家を建てるときに基礎工事がもっとも重要だ、ということは誰でも知っています。同じように、話をする（伝える）ときも、基礎ができているかどうかが重要になります。

コミュニケーションというと、うまく表現したり、ユーモアを交えて話したりするなど、ついつい伝えることばかりに目がいきますが、相手の話を聴く姿勢・基礎ができていないと、どんなに良い話をしても、聴いてもらうことは難しいでしょう。

話をするとは、単なる言葉のやり取りをすることではありません。相手の感情を意識して話をすることが大切なのです。

コミュニケーションにおける心理階層は、次の五つの段階になっています〔図表12〕。

相手に情報を伝えるときは、業務上の連絡事項を伝える、改善してほしい項目を理解してもらう、チームとして目標を達成する意味を把握してもらうというように、何らかの目的があります。

情報を伝える目的は、時と場合によって異なるでしょうが、その目的によって心理階層

〔図表12〕　コミュニケーション５つの心理階層

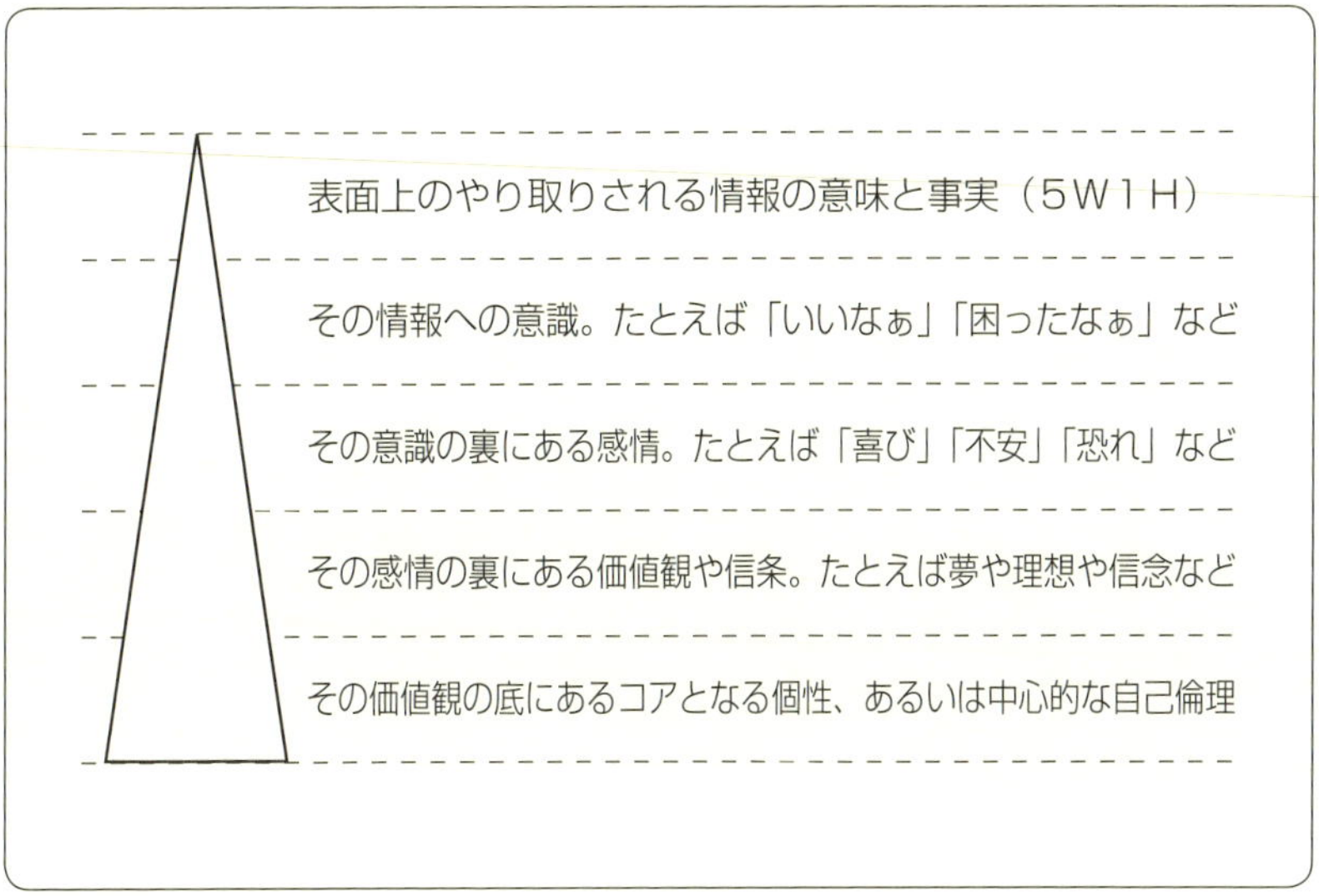
表面上のやり取りされる情報の意味と事実（５Ｗ１Ｈ）
その情報への意識。たとえば「いいなぁ」「困ったなぁ」など
その意識の裏にある感情。たとえば「喜び」「不安」「恐れ」など
その感情の裏にある価値観や信条。たとえば夢や理想や信念など
その価値観の底にあるコアとなる個性、あるいは中心的な自己倫理

のどの部分までを、相手に伝えるべきなのかは違ってきます。ですから、情報を伝える目的を達成するために、どの部分までを相手に伝える必要があるのかを理解した上で、相手に話をしなければなりません。

たとえば、医院での新しい業務について説明するときも、軽度で簡単なものであれば、単にどのような業務が増えるのかを伝えればいいでしょう。

しかし、大きな取り組みのときは「なぜそれをするべきなのか？」という、経営者・院長としての理想や信念などを伝える必要があります。

このように、目的に応じてどのレベルまで伝える必要があるのかを考えることで、こちらの意図していること（伝えたい核の部分）を伝えることができるようになります。

コミュニケーションは情報の授受ですから、コミュニケーションをとるときは、正しくわかりやすく伝えることが基本になります。しかし、わかりやすければそれでいいかというと、必ずしもそうではありません。

正論で相手を打ち負かし、相手が反論しなくなったとしても、賛同してくれているとは限りません。「正論だから反論できないけれど、納得はできていない」などといったことはよくあることです。こうした状態になると、コミュニケーションをとったために、感情のしこりを残してしまう結果になりかねません。

ですから、情報を伝えるときは、正しくわかりやすく伝えることにプラスして、相手の個性を尊重し、「相手を理解し、相手に配慮して、自分の思ったことを正直に伝える」ことを心がける必要があります。

人間は誰しもが、自分の置かれている状況・立場・気持ちを理解してほしいと思っています。ですから、相手が自分のことを理解・配慮してくれていることを感じとると、相手の言い分を受け入れやすくなります。その点をしっかり意識していれば、円滑なコミュニケーションをとることができるようになるのです。

2　相手の個性を尊重して話す——アサーショントレーニング

相手の個性を尊重しつつ、情報を伝える——こうした円滑なコミュニケーションを行うために、企業研修などで取り入れられているのが、アサーショントレーニングです。

アサーショントレーニングは、コミュニケーションスキルに分類されるものですが、相手と良好な関係を保ちながら、きちんと情報を伝えるために必要なトレーニングですから、ここで少し詳しく解説することにします。

アサーショントレーニング（assertion training）とは、自分と相手の人権（アサーティブ権）を尊重した上で、自分の意見や気持ちを、その場で適切な言い方で表現できるようにするトレーニングです。

アサーション理論では、コミュニケーションのタイプを大きく三つに分けて考えます。

タイプ１：アグレッシブ（攻撃的）
タイプ２：ノンアサーティブ（非主張的）
タイプ３：アサーティブ

アグレッシブなコミュニケーションとは、自分中心に考え、相手のことなどまったく考えていないコミュニケーションのことを指します。たとえば失敗した人に対して、理由や言い分などを聞く余地もなく、一方的かつ頭ごなしに叱責したりするようなことです。

このコミュニケーションでは、自分の気持ちをきちんと伝えることはできていますが、相手の気持ちを考慮していないために、相手は不快な思いを持ちやすいのです。怒鳴ったり、威圧的な態度をとったり、また相手に選択の余地がないような状況で頼み事をするなど、自分の欲求を押し付けて相手を操作し、自分の思いどおりに動かそうとする態度も、アグレッシブなやり方だといえます。

ノンアサーティブなコミュニケーションとは、自分の感情を押し殺して、相手に合わせるようなコミュニケーションを指します。たとえば、友人に頼まれ事をされて、心の中では「嫌だ！」と思っているのに、ハッキリ断れずに引き受けてしまっているような態度のことです。このような態度は、一見すると、相手を尊重しているように見えますが、自分にも相手にも、素直だとはいえません。

自分の気持ちを抑え続けていますので、次第に不平不満が溜まってきます。その結果、相手に対して「やってあげたのに……」という恩着せがましい気持ちや、「人の気も知らないで……」という恨みがましい気持ちが残ってしまいます。

アサーティブなコミュニケーションとは、相手の気持ちを考慮した上で、自分の気持ちや考えを相手に伝えるコミュニケーションを指します。つまり、相手を大切にしながら、自分も大切にするコミュニケーションのとり方です。

〔図表13〕　アサーション理論の３つのコミュニケーション

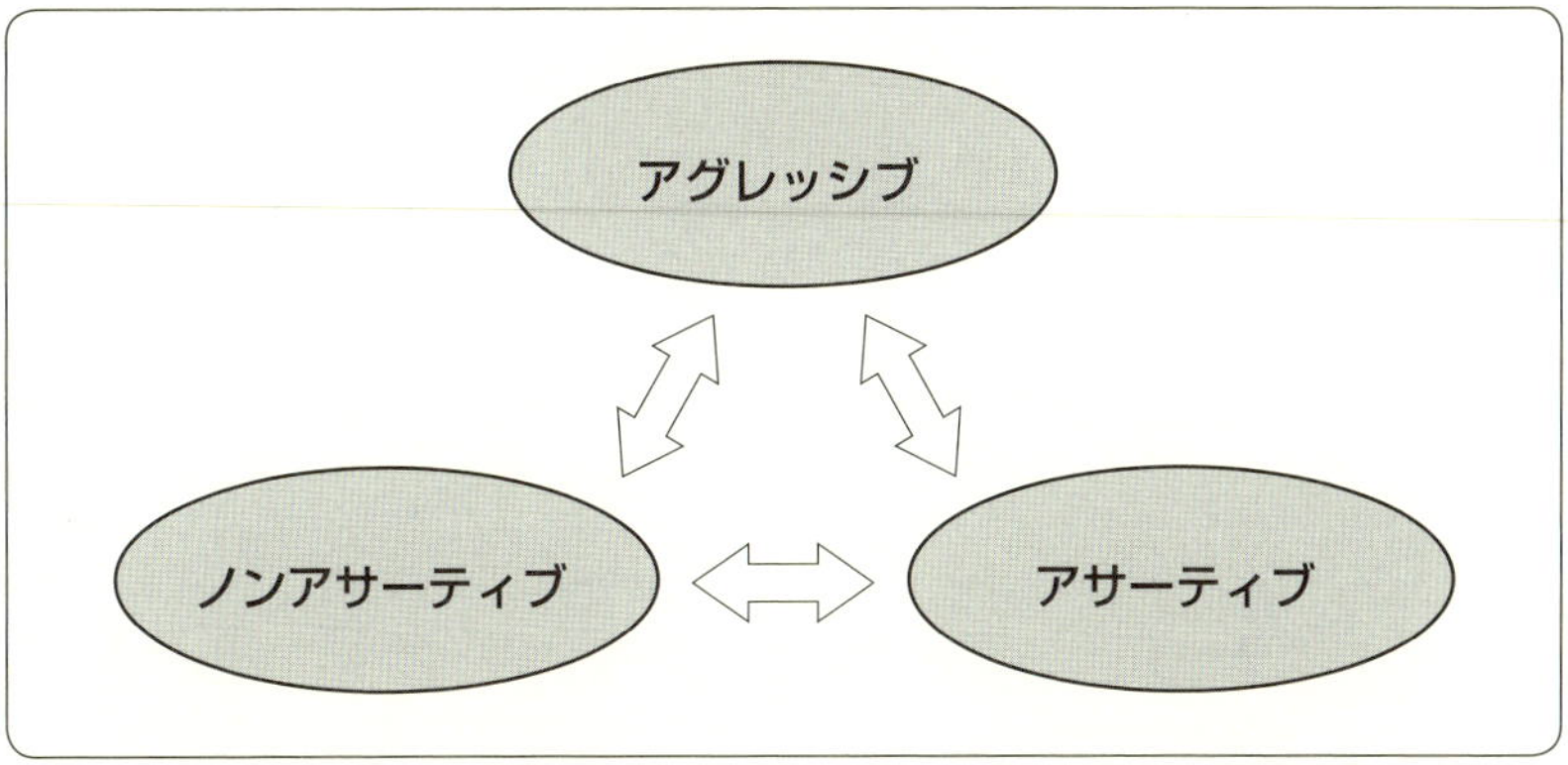

アサーティブな自己表現というのは、攻撃的な方法でも、非主張的な方法でもなく、自分の気持ち・考え・信念などを、正直に率直に、そしてその場にふさわしい方法で表現し、相手に伝えることです。

ちなみに、どんな時にもアグレッシブな方法でしか表現できない人や、ノンアサーティブな表現しかできない人もいますが、多くの人は、コミュニケーションをとる相手によって「アグレッシブ」「ノンアサーティブ」「アサーティブ」を使い分けています。

たとえば、上司とコミュニケーションをとるときはノンアサーティブで、部下とコミュニケーションをとるときはアグレッシブで、恋人と話をするときはアサーティブといった具合です。こう説明すると、三つの手法の違いが鮮明になるでしょう。

また、同じ人に対しても、ある時はアサーティブだが、ある時はアグレッシブになってしまう人もいます。ある時は威圧的に、ある時は従順に、その場の雰囲気や自分の感情によって、伝え方が変化する人です。

3　アサーティブでいられなくなる理由

アサーティブに自己表現し、相手に伝えることが一番よい方法なのです。それなのに、なぜ人はアサーティブでいることができないのでしょうか?

その理由の一つめは「非合理的な思い込みにとらわれている」からです。

人は誰しも、知識や経験によって「○○であるべきだ」という自分なりの常識を持っています。常識を持つことは悪いことではないのですが、あまり過度に常識に縛られるようになると、思考や行動が制限されてアサーティブでいられなくなります。

たとえば、次のような常識を持った人がいたとします。

①人には優しくし、どんな人間でも認めて受け入れるべきである
②人を傷つけるような行為をしてはいけない
③失敗はいけないことだ
④思いどおりに事がすすまないのは能力が低いからだ

⑤人の期待は裏切ってはいけない。必ず応えるべきだ

これらの常識は、けっして悪いものではありません。しかし、あまりに強く「そうでなくてはいけない」と考えてしまうと、思考や行動に支障が出てきます。

①や②の常識に強く縛られると、他人と意見が異なっていた場合、自分の意見がいいにくくなります。③の思い込みが激しいと、自分や他人の失敗を責めるようになります。④の考えが強すぎると、思いどおりにならないときに、自分を過剰に責めたり、他人に八つ当たりをしたりするようになります。そして、⑤の思い込みが強いと、人間関係で大きなストレスを抱え込むようになってしまう……という具合にです。

このような考え方を「非合理的な思い込み」といいます。

非合理的な思い込みから開放されるには、自分の持っている常識に余裕を持たせる、つまり「確かにそうであることに越したことはないが、世の中にはそうでないこと（そうならないこと）もままあるものだ」と考えることです。

たとえば「失敗をしないに越したことはないけれど、失敗することもあり得る。そのときは、次にうまくいくように、失敗から学べばいいんだ」と考えるようにすること。非合理的な思い込みを、合理的で建設的な考え方に転換することで心がラクになり、アサーティブなコミュニケーションがとりやすくなります。

アサーティブになれない二つめの理由は「自分の感情というものを大切にしていない」という点があげられます。

人は、自分がどんな感情の状態にあるのかを、普段あまり意識することがありません。そして、なぜ自分がそういう感情になっているのか（感情が発生した理由）を考えることは少ないのです。

たとえば、ムシャクシャしているときに、「今、自分はムシャクシャしている」と意識することはあまりありませんし、自分が「何に対して」「なぜ」そのような感情になっているのか……といったことは考えたりしません。

そうしたことを考えたり意識したりせずに、その感情のままに生活したり、逆に感情を押し殺したりしています。とくに、怒りやヤル気が起きない、苦手だというようなマイナスの感情に対して、この傾向は強くなります。

自分の感情を大切にするということは、自分の感情を意識したり、なぜそのような感情になったりするのかを考えることです。

たとえば、自分が一生懸命に仕事をしている横で、のんびり仕事をしている人がいたとします。そのときに「こいつは仕事をしていない」「一生懸命仕事をしているのは自分だけだ」とイライラするのではなく、「今、急ぎの仕事があるのに、この人がのんびり仕事をしているのが気になって、仕事に集中できなくなっている。そのために、苛立ちを感じているのだ」と考えるようにするのです。

自分の感情について、具体的に客観的に状況を分析することで、感情に振り回されることがなくなり、アサーティブなコミュニケーションがとりやすくなります。

4　DESC法を使うとアサーティブもうまくいく

アサーティブに意見を伝えるには「DESC法」を使うのがいいでしょう。

DESC法とは、相手に伝えたいことを「客観的な状況」「主観的な気持ち」「提案」「代案」の四つに整理するやり方です。この方法で整理すると、アサーティブな気持ちや意見を伝えることができるようになります〔図表14、15参照〕。

しかし、このDESC法は、頭で理解はできても、なかなかすぐには使いこなせないかもしれません。そんな時は、家に帰ってゆっくりしてから、その時の状況を思い出し、じっくりと考えてDESCの各要素に分けて、紙に書き出すといいでしょう。それを習慣化していくことで、自然にコミュニケーションの場で、DESC法の思考ができるようになってきます。

5　DESC法が難しかったら……

もし、どうしてもDESC法が難しく感じるなら、普段のコミュニケーションの中では、

〔図表14〕　　　　　　　　ＤＥＳＣとは……

Describe：状況を客観的に描写する

これから対応しようとする現在の状況や相手の行動を客観的に描写する。

Express, Explain, Empathize：自分の気持ちを説明する

描写したことに対しての、自分自身の主観的な気持ちを表現・説明したり、相手の気持ちに共感する。ここでのポイントは感情的にならないこと。

Specify：特定の提案をする

状況を変えるための具体的・現実的な解決策や妥協案を提案する。具体的で小さな行動を明確に述べる。

Choose：代案を述べる、選択する

相手に要望を受け入れてもらえた場合、受け入れてもらえなかった場合、それぞれに対する、自分の次にとる行動をあらかじめ考えておき、選択する。

〔図表15〕　　　ＤＥＳＣを使うときの押さえておくべきポイント

〔1〕　ＤとＥの区別をしっかりとすること。Ｄの部分は客観的な描写で、その場にいる人が共有できるものでなければならない（感情的になってはいけない）

〔2〕　Ｃをしっかりと考えておくこと。自分の要望を素直に表現できない理由のひとつに、相手が拒んだらどうしようという不安がある。そうした不安があると、相手が同意してくれる可能性の高いことだけを表現するようになり、自分の要望の多くの部分はないがしろになってしまう。しかし、相手がＮＯといったときに、自分はどのような行動をとるのかを決めておくと安心感が生まれる。

　自分の提案が、同意されることも、反対されることもあることを知っておき、それぞれへの対応策を考えておくことは心に余裕を与えてくれる。

〔3〕　相手を思いどおりに動かそうとしないこと。ＤＥＳＣ法は、相手に歩み寄りをし、情報を伝えたり、お互いが納得のいく妥協点を探ったりするための方法。そのため、相手を変えようとするのではなく、まず自分が歩み寄るという姿勢が大切になる。

〔4〕　ＤＥＳＣを考える順番にこだわらないこと。ＤＥＳＣは、基本的には順番どおり考えていくことで、思考が整理され、相手にどのように伝えればよいのかが見えてくるようになっている。しかし、必ずしもＤＥＳＣの順番で考えることにこだわる必要はなく、自分が思考しやすい順番で考えてよい。

大まかな流れとして、次のように考えてみてください。

①言葉を発する前に、自分の気持ちを考えること——それも、自分の感情や意思を押し殺したり、逆に感情に任せたりするのではなく、真っ白な状態で自分の正直な気持ちはどうなのかを考えるのです。

②相手の気持ちを考えること——自分の気持ちを相手に伝えたときに、相手はどのように感じるかを考えます。

こうして自分と相手のことを考えた上で、相手に話をするようにします。その際、次の点に留意してください。

①「私は……」という感じで、自分を主語にして話を始めます。自分を主語にすることによって、自分の考えていることや気持ちが伝えやすくなるからです。アグレッシブな表現になりがちな人の多くは、「あなたは……」というように、相手を主語にしている場合が多いのです。相手を主語にすると、どうしても言葉全体が否定的になりやすく、相手を責めた口調になってしまいます。

②できるだけ前向きで肯定的な言葉を使うように心がけます。「できない」「不可能」「無理」などの否定的でネガティブな表現や、自分の立場だけを考えた言葉は、聞き手の脳にマイナスのイメージを与え、受け入れられにくくなります。逆に、肯定的なポジ

ティブな言葉は、相手の脳にプラスのイメージを与えるので、話自体が受け入れられやすくなります。

③自分の気持ちを明確に伝えることも大事なことです。日本人は、自分の感情や気持ちを伝えることに、どうしても抵抗を感じたり、恐れを抱いたりしやすいものです。しかし、この部分こそが、コミュニケーションの中で一番伝えなければいけない核なのです。

客観的に要望だけを伝えるのではなく、「こうなってほしいと思っている」「こうしてもらえると嬉しい」「このままだと困ってしまう」「こうなると悲しい」というような感情と気持ちをはっきりと表現することで、伝えている情報の意図や意味を明確に相手に伝えることができます。

④表現方法としては「こうすべきだ」「こうしなさい」などと、一方的にいうのではなく、「こうしてほしい」という表現のほうが、相手に情報を受け取ってもらいやすく、お互いの意見が違っている場合でも、協力的に話をすすめやすくなります。

6 アサーションの四本柱は誠実・率直・対等、そして自己責任

企業の経営者の方とお会いすると、社員がなかなか変わらない、社員が思ったとおりに動いてくれない、社員がこちらの意図を理解してくれない……など、社員に関する悩みを

〔図表16〕　アサーション理論の４つの柱

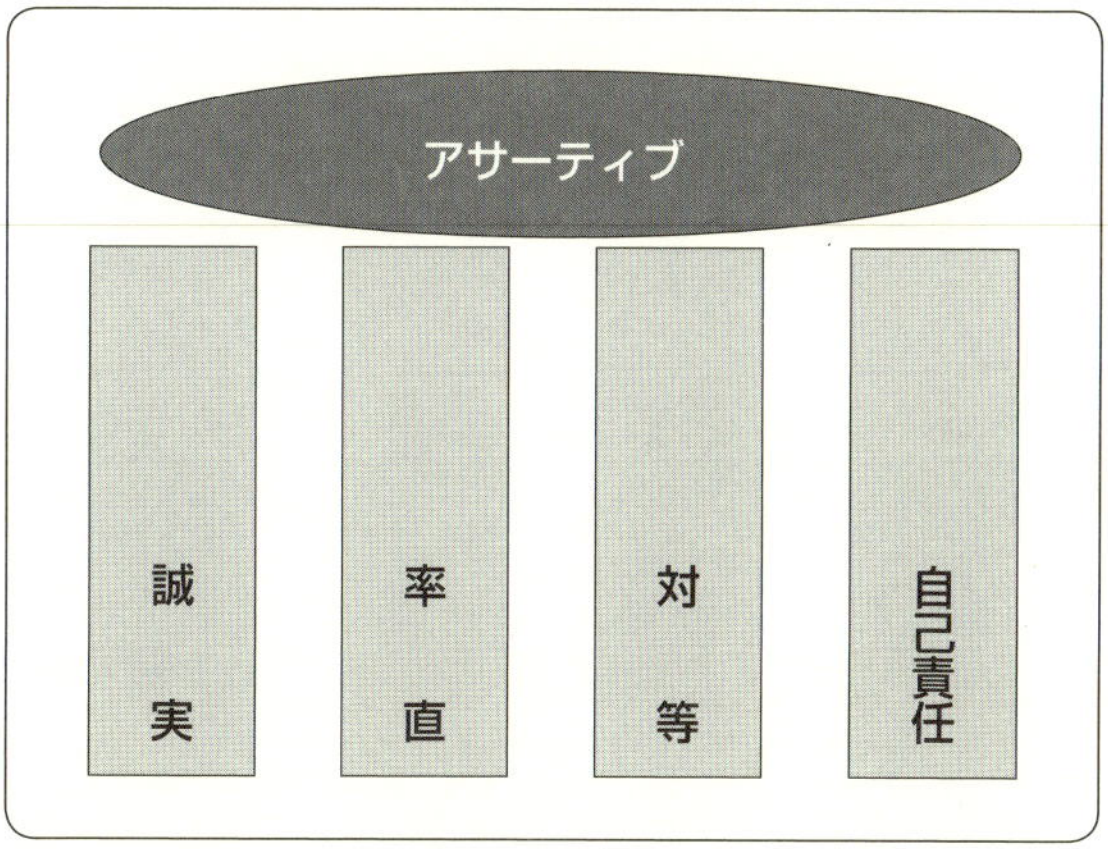

聞くことが多々あります。

　歯科医院の院長先生も、同じような悩みを抱えていることと思われます。

　伝えることで、相手をコントロールしようとするのは、非常に難しいことです。しかし、正直に伝えることで、理解してもらい、自発的に相手の思考や行動を変えていってもらうことは、相手をコントロールすることにくらべれば、難しいことではありません。

　イソップ物語の「北風と太陽」の話は、先生方もよくご存知と思います。この物語と同じで、強引に相手を変えていくのは難しいことですが、相手に変わるキッカケを与えていくことはそう難しくはありません。アサーティブなコミュニケーションが効果的な理由も、ここにあります。

　アサーティブなコミュニケーションは、少し意識的に実践すれば、できるようになります。自分が言葉を発する前や、相手の行動を非難する前に、いったん頭の中で考えるようにすればいいのです。その小さな意識を習慣づけていくことで、相手に伝わり、相手が変わっていくようになります。

長い説明になりましたが、先生方もアサーティブなコミュニケーションとはどういうものか、イメージできたでしょうか。

アサーションの理論で大切なことは「誠実」「率直」「対等」、そして「自己責任」という四つの柱です。

この誠実・率直・対等というのは「相手に向き合おうとする自分自身の気持ち」のことです。

自己責任ということは、自分のいったこと（あるいはいわなかったこと）の結果に対して、自分で責任を持つということです。このような姿勢を持つことで、相手にしっかりと情報を伝えることができるようになります。

第4章

〝人となり〟はこうして形成される

1 円滑なコミュニケーションをとるために……

1 常識って何だろう？

ここまでの話を簡単にまとめておきましょう〔図表17参照〕。

他者とのコミュニケーションがうまくいかない最大の原因は、多くの人がコミュニケーションそのものの仕組みを知らないで、コミュニケーションをとろうとしていることです。そのため、ほとんどが手探りのコミュニケーションとなります。「たぶんこうしたほうがよいのでは？」「同じ日本人なんだから話せばわかるだろう？」など、そのほとんどを自身のこれまでの経験にもとづいた勘ですすめていきます。

心のどこかで、他者が自分と同じように感じ、同じような考え方をしていると思っているから、自分のフィルターを通して発信したことでも、わかってもらえると期待してしまいます。つまり、自分の価値観ですべてを判断してしまうのです。

厄介なのは、人間は誰しも「自分が正しい」「自分は間違えていない」と信じていることです。そのため、自分と異なる価値観やポリシーに出会うと、それを否定してしまい、理解したり、受け入れたりすることを拒んでしまうのです。

〔図表17〕　コミュニケーションを成立させる条件

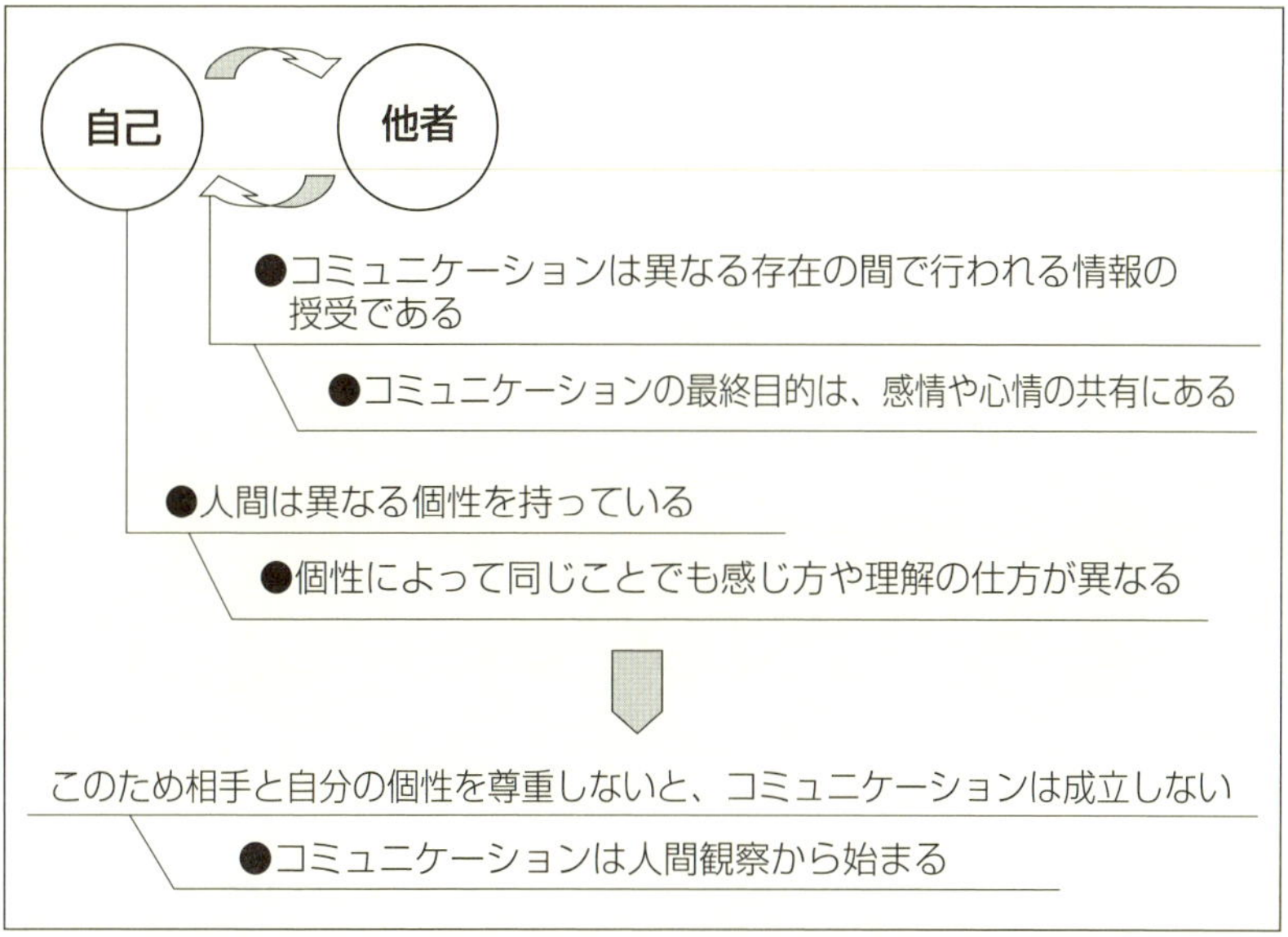
自己
他者
●コミュニケーションは異なる存在の間で行われる情報の授受である
●コミュニケーションの最終目的は、感情や心情の共有にある
●人間は異なる個性を持っている
●個性によって同じことでも感じ方や理解の仕方が異なる
このため相手と自分の個性を尊重しないと、コミュニケーションは成立しない
●コミュニケーションは人間観察から始まる

ところで、「常識」について、先日こんなことがありました。

還暦をすぎたある経営者の方にお会いして話をしていたのですが、この方は「息子の嫁は常識がない」というのです。なぜかというと、この経営者の息子さんは、現在二代目になるために修行中で、どうしても毎日残業で帰りが遅くなるそうです。でも、残業で帰りが遅くなると、お嫁さんが拗ねるそうなのです。そして、もっと遅くなると、怒り出すらしいのです。

「二代目になる人間が、時間を忘れて仕事をするのは当たり前だ！　そんな常識すらわからない嫁なんだ」と、この経営者の方はいいます。

でも、本当にこのお嫁さんは非常識な人間なのでしょうか。

この経営者の方がいっているのは、この経営者の常識です。もしお嫁さんのお父さんが公務員で、毎日きちんとした時間に家に帰ってきて、一緒に夕食を食べていたとするなら、お嫁さんにとって、残業せず定刻に帰ってくるのが常識となっています。こうした環境で育ったお嫁さんであったら、毎日遅くまで残業している夫を見て、「おかしい」と思うのは当然のことです。

経営者と雇用者、公務員とサラリーマン、学生と主婦……など、人間は社会的な立場が違うだけでも、異なる常識を持っています。そもそも常識というものは、その人が生活する環境の中で、円満に生活していくために便利な暗黙の約束事のこと。ですから、生活する環境が変われば、常識も変わっていくのが当然なのです。

世の中では、よく「常識」という言葉を使いますが、すべての人に共通する常識などはありません。それなのに、自分が持っている常識に対して、「自分が正しい」「自分は間違えていない」と信じていると、それ以外の常識を持っている人を受け入れることができなくなってしまいます。つまり周りの人があまりにも非常識に見えて、理解できなくなってしまうのです。このような考え方を持つと、他者と円滑なコミュニケーションをとることは難しくなります。

常識に限らず、価値観やポリシー、趣味や嗜好、思考の癖なども人それぞれです（です

〔図表18〕 円滑なコミュニケーションをするための３つのステップ

第１ステップ：自分のことを知る
↓
第２ステップ：相手のことを知る
↓
第３ステップ：その違いを理解する

から、人間は個別の個性を持っているというのです）。異なる人間が、異なる環境の中で、異なる教育を受けて、異なる人と付き合い、異なる経験をしてきたのですから、同じになると考えるほうに無理があります。ですから、いろいろな面で異なっていたとしても、必ずしも間違っているとはいえないのです。

2　相手と自分の違いを理解する

先ほど話した経営者の方も、息子さんのお嫁さんとゆっくり話をして、彼女がどのような家庭環境で育ち、どんな家庭観を持っているのか、息子さんが家に帰ることが遅いことにどのような問題があり、どのように感じているか……など、相手のことをよく知り、その上で、息子さんの現状（たとえば、何年後に社長になるために、今、何をしなければいけないか、実際にそのための経験を積ませているかなど）をきちんと説明すれば、理解し合えたかもしれません。

他者と円滑なコミュニケーションをしようとするなら、「相手は自分と違う」ことを知ることです。そして、具体的にどのような部分が違うのかが理解できれば、相手のことがわかるようになります。相手のことがわかれば、相手が受け入れてくれるように伝えることができますし、相手が表現している理由も理解することができます。

相手との違いを知ることは、自分と相手のことを知るところから始まります。相手と自分がわかれば、どのような部分が違うかを比較することができるからです。

このように、異なる個性を持った両者間で、情報を正しく授受しようと思うなら、自身と相手のことを尊重するというスタンスを持ちながら人間観察をし、自分のことや相手のことを知ることが不可欠です。自分がどんな個性の持ち主で、どんな思考や表現をする傾向性があって、相手がどんな個性の持ち主で、どんな思考・表現をする傾向性があるのかなどを知ることができれば、後はそれらのことを少し意識して対応することで、円滑なコミュニケーションをとることができるようになるのです。

ということは……。

「自分のことを知る」「相手のことを知る」「その違いを理解する」という三つのことができれば、誰とでも円滑なコミュニケーションをとれる可能性が広がるのです。

「自分のことを知る」「相手のことを知る」「その違いを理解する」ためには、人間観察をする必要があります。そこで次に、人間観察できる目を持つために、「人間」というものは、どのような存在なのかについて考えていくことにします。

2 人間はパーソナリティとキャラクターを持っている

1　パーソナリティとキャラクターの違い

人間はパーソナリティとキャラクターというものを持っています。

心理学におけるパーソナリティとは「人格」や「性格」のことであり、キャラクターは「性格」のことを指します〔図表19〕。

パーソナリティとキャラクターの両方が「性格」ということを指しているので、同じ意味にとらえがちですが、この二つは、次のように微妙に異なっています。

パーソナリティの語源は、ラテン語のペルソナ（persona）で、これはギリシャ劇で使われる仮面のことを指す言葉です。語源が仮面であることをイメージするとわかりやすいのですが、心理学用語のパーソナリティには「見せかけ」「人生において演じる役」「人間の持っている性格」「人間の区別と尊厳」というような意味があります。

つまり、パーソナリティとは「後天的な性格」（生まれ出てから形成される性格）のことを指しているのです。同時に「その人らしさ」や「人柄」といった、その人特有の一貫した行動傾向の背景にある、日本語で一般的に「人格」と訳されるものを指しています。

〔図表19〕　人間はパーソナリティとキャラクターを持っている

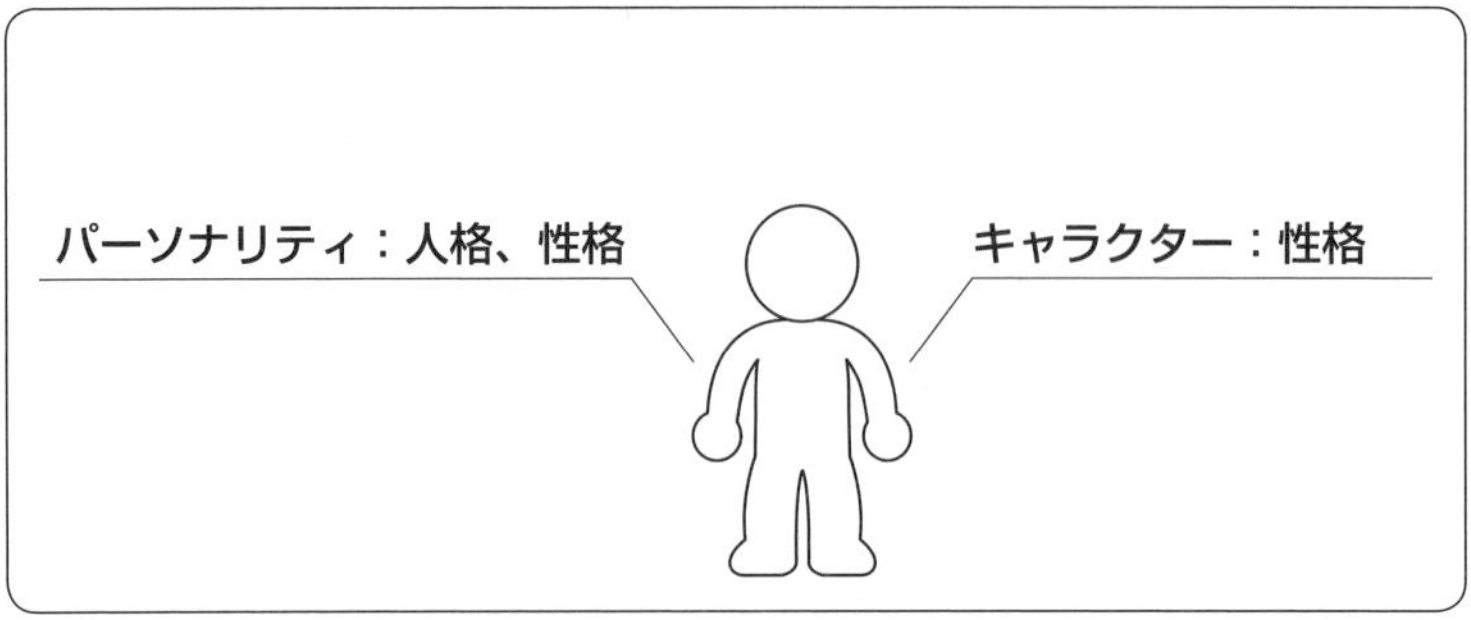

一方、キャラクターという言葉には「刻み込む」という意味があります。キャラクターの意味である性格は、本来的に刻み込まれた性格、つまり「生得的な性格」（先天的に持っている気質・性質）のことを指しています。

この本には、「気質」「性質」という言葉がたくさん出てきますが、最初に意味を確認しておきたいと思います。

「気質」という単語を辞書で引くと、「個人の性格の基礎にある、遺伝的、体質的に規定されたものと考えられている感情的傾向の質」とあります。つまり、個人の個性の軸にある質性のことです。「性質」とは、辞書で引くと「生まれながらに持った気質」となります。

二つとも似たような言葉ですが、性質というのは、気質に性別（男女差）を加味した質性と考えるとわかりやすいと思います。普段、私たちが使っている日常語では、これらの言葉を別々に使い分けるようなことはしませんが、「気性」（きしょう）という言葉を使って、これら二つの意味を統合していることが多いのです。

2　パーソナリティは後天的な性格であるがゆえに変わる

このように、人間は「生得的な性格」と「後天的な性格」の二つの性格を持ち、これらが統合されて「個性」となるのです。

生得的な性格である「気質・性質」は、いわば、個人の種（核）ですから一生変わることはありませんが、後天的な性格は、その人の養育環境、親の躾の仕方、出会う人、知識やさまざまな経験によって形成され、変化していきます。よく「昔は暗い性格だったのに明るくなった」「性格が変わった」などというのは、後天的な影響によってパーソナリティが変化したことをいっているわけです。

では、なぜパーソナリティは変わるのでしょうか？

その理由のひとつは、セルフイメージが変化するからです。セルフイメージとは、自分自身に対して持っている潜在的なイメージのこと。言い換えれば、セルフイメージとは、潜在意識が持っている自分自身への評価です。

ですから、自分に対して自信があり、「少々の逆境や困難に負けない自分である」「他人からの悪口などのストレスに強い」という自己イメージを持っている人は、自分に対する評価もそうなります。こうした心の健康を維持できるような自己評価を「セルフイメージの高い状態」といいます。

逆に、自分に対して自信がなく、「過敏で逆境や困難に弱い自分である」「繊細で他人からの何気ないひと言にも傷つきやすい」という自己イメージを持っていると、自分に対する評価もそうなります。こうした心の健康を維持する自己評価を「セルフイメージの低い状態」といいます。

3 セルフイメージどおりの発想や行動をする

セルフイメージは、潜在意識が持っている自分自身の評価ですが、これはどんな躾をされ、どんな教育を受け、どんな経験をし、どんな価値観を持っているかによって変わってきます。

たとえば、小さい頃から「あなたは必要として生まれてきたのよ」といわれて育つのと、「お前なんか生まれてこないほうがよかった」といわれて育ったのでは、自分自身への評価は変わってきます。それに、成功体験を積み重ねた人と、失敗体験を積み重ねた人でも、自分自身への評価は当然変わってきます。

さらに、失敗を失敗としてとらえているのか、失敗を成功の序章としてとらえているのかなど、成功と失敗に対してどのような価値観を持っているのかによっても、自分自身への評価は変わります。つまり、物事をどのようにとらえるかによっても、自分の評価は変わってきます。

人間は自分の評価に従い、潜在意識が「これが自分らしい」と、自分が認識しているセ

〔図表20〕　パーソナリティとキャラクターの関係

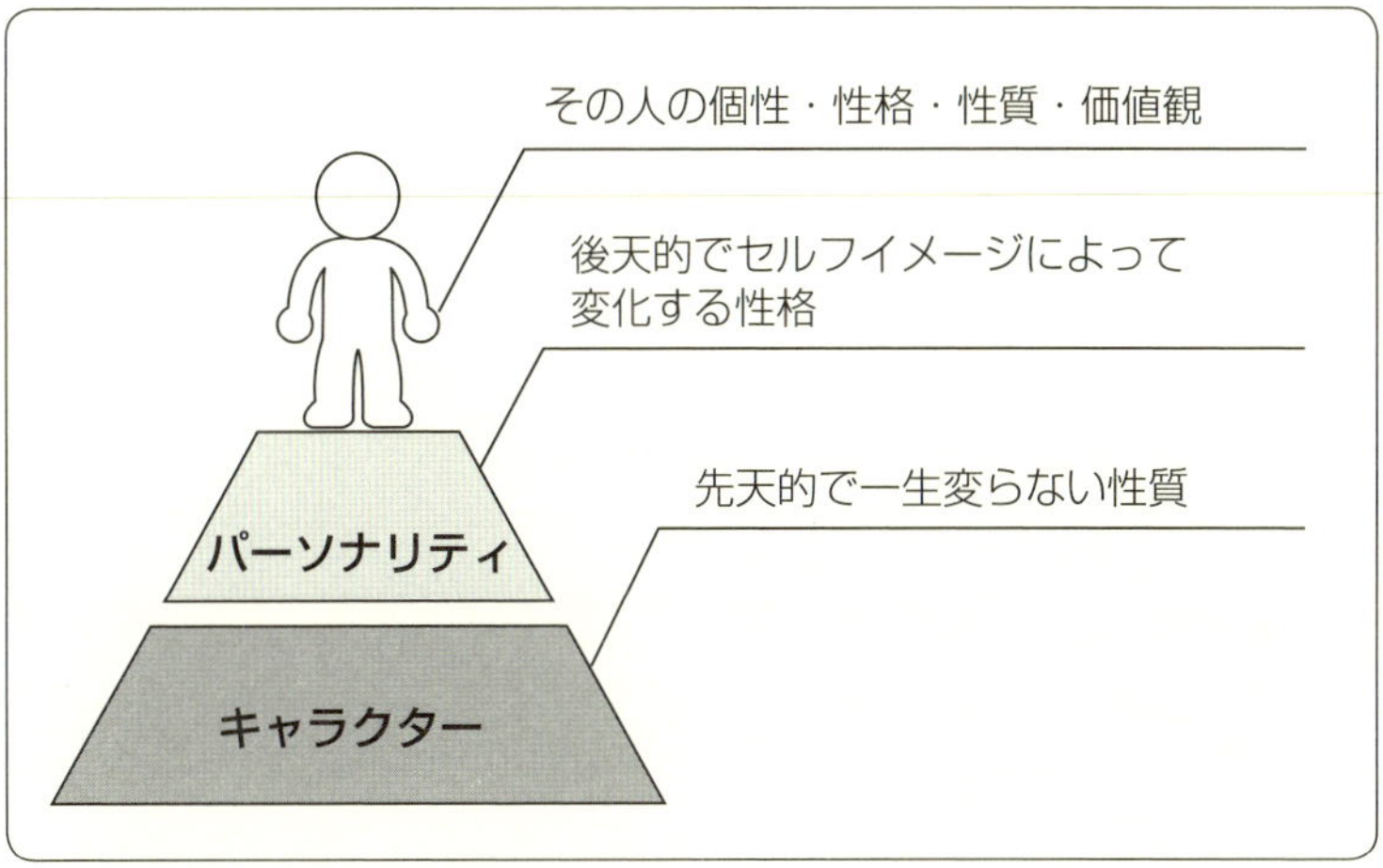

ルフイメージどおりの発想や行動をします。つまり、パーソナリティの語源どおり、自分自身（だと思っているもの）を演じるわけです。

たとえば、無口で大人しくて、自己表現できない性格の人が、生まれつきそのような性格であるとは限りません。自分のことを「私は無口で大人しく、自己表現が苦手な人間だ」と評価しているから、そのとおりの自分を演じるようになり、その結果、無口で大人しく、自己表現のできない人間になってしまうのです。

しかし、そういう人がふとしたキッカケで劇団に入り、否が応でも自己表現しなければいけない環境の中で1年も過ごすと、見違えるように社交的で、自己表現の豊かな人物に変わったりすることがあります。

このように、人間はセルフイメージどおりの自分を演じます。そして、セルフイメージは変わるものなので、後天的な性格も変わってきます。

これにくらべて、キャラクターである生得的な性格（気質・性質）は変化をしません。〝三つ児の魂百まで〟という諺がありますが、まさに生得的な性格（気質・性質）は、その個人の個性の軸として、死ぬまで持ち続けることになるのです。この生得的な性格の根底には、「自分らしく生きたい」という、個々人独自の心の指向性とフィルターが存在しています。

生得的な性格（生まれながら持っている気質・性質）が個人の個性の軸になっているといわれても、ピンとこない人がいるかもしれませんが、人間にはＤＮＡがあるように、生得的な性格因子を誰もが持っているのです。この事実は科学的に証明されており、双子の研究などで立証されています。ですから、兄弟が同じ家庭環境で、同じような躾・教育を受けているにもかかわらず、まったく違った性格（パーソナリティ）になるのです。

パーソナリティとキャラクターの位置関係をわかりやすく説明すると、持って生まれたキャラクターという土台の上に、後天的なパーソナリティが加えられ、その人間の個性（人となり）というものができているのです（図表20）。

そして、どのようなキャラクターを持っているかによって、その後、同じ知識や経験をしたとしても、人となりは違うものになります。

3 “人となり”はこうしてつくられる

1　キャラクターは類型化できる

キャラクター（生得的な気質・性質）とは、その人間の根本にある心の志向性です。このキャラクターの傾向性を研究した研究者は数多く存在しますが、彼らの研究の結果、キャラクターがいくつかの型に類型化できることがわかっています。

もちろん、この研究は複数の研究者によって、いろいろな角度から検証されていますから、ひとつの研究成果ではなく、複数の研究成果が存在しますが、コミュニケーションの観点からも人のキャラクターの類型化は、大変興味深い情報となっています。

そして、どの説であってもキャラクターは、類型化された型ごとに特徴を持っています。この特徴によって、たとえば同じ内容のことを話しても、どのように感じたか？　どのように考えたか？　どのようにとらえたか？……など、型によってその答えの傾向性に違いが出てきます。

人間が生得的に持つ性格を類型化すると聞くと、抵抗を感じる方がいるかもしれません。人間の生得的性格などを類型化したものとして有名なのが「四柱推命」です。何と数千年の歴史があるといわれています。しかし現実は、四柱推命を「占い」として認識している方が多く、結果として〝当たるも八卦、当たらぬも八卦〟という占いのイメージを多くの人が抱いてしまっているのではないでしょうか。未だ、人の性格のすべては、後天的影響によって形成されるという説を信じている人がいるくらいですから、生得的な性格を類型化するということに、眉つばをつける人もいて当然です。

しかし、人の性格や気質・性質を研究し、類型化するということは、けっして怪しげなものではありません。実際に、心理学ではこの分野の研究がすすめられており、現在、世の中のさまざまな分野で取り入れられています。たとえば、犯罪捜査などで使われるプロファイリングです。プロファイリングにおいては、犯罪前の準備（情報収集等）、犯罪中の行動（殺人方法等）、犯罪後の処理（死体の処理、逃走方法等）などを行動科学で分析することで、犯罪者の性格や気質・性質、行動パターンなどを類型化しています。

2　なぜ占いに対して抵抗感を持つのか

蛇足になりますが――占いに対して抵抗感がある人は、占いというものを怪しげだという印象を持っているからではないでしょうか。

たとえば、四柱推命は、生年月日でその人の宿命（生得的傾向）を観るものです。この四柱推命は、霊能者の神秘的な力や心霊的な力で、運勢や未来を予測するのではなく、実際に、中国で1千年以上の時間をかけて、1億人以上の人間を対象にして基礎データを収集し、その分析結果に照らし合わせて個人の宿命（生得的傾向）を観るもので、科学的に見ても立派な統計学といえます。

科学の世界では、400とか500の例証や数例を検証に当てはめ、60％以上が仮説に当てはまっていると〝科学的に立証された〟といわれます。また、統計学の世界でも、2000事例を超えるデータ収集の結果、傾向性に特徴が見られれば、科学的立証とされます。それに比べれば、四柱推命の1億という事例検証は、きわめて科学的な統計結果だといわざるを得ません。

占いに対して、あまり良くないイメージを持たれている方は、おそらく次のような理由からではないでしょうか。それは、占いの中には、占い師個人が持っている特別な力を使って、その人の未来を予測するような類のものが多々あり、怪しげな占い師も多数いるからだと思います。

しかし、占いといわれるものの中には、前述のように膨大なデータを元につくられた統計分析によって個人を類型化し、生年月日や名前など、何らかの条件を類型と照らし合わせ、その傾向性を出している科学的なものもあります。別に占いに対して特別な評価をしているわけではありませんが、思い込みや偏見を持っていただきたくないために、あえて占いについて触れておきました。

〔図表21〕　キャラクターの類型化

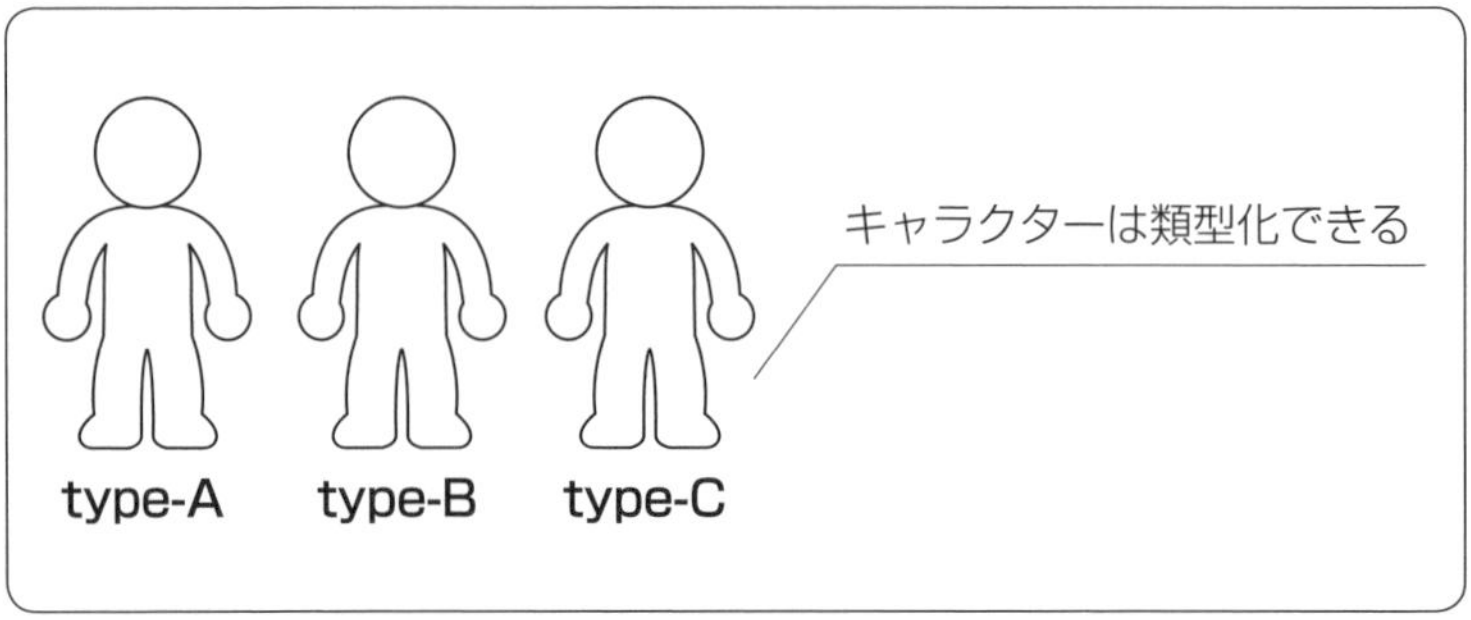

3　他人を先入観で判断しがちだが……

人間の性格を類型化し、ひとつの型に当てはめることに抵抗を持つもうひとつの理由は、人によっては「人間を一つの型に当てはめることによって、この人はこういうタイプであると決め付けつけてしまうのは良くないこと」と、思っているからです。心理学でいう「ラベリング」です。

確かにそのとおりです。後でもう少し詳しくお話しをしますが、人間を「この人はこういうタイプだから……」と決め付けるのは、あまり良いことではありません。コミュニケーションをとるときでも、相手のタイプを決め付けて観ることで、本当のその人が観えなくなることがあるからです（相手の可能性を引き出すときにも、同じことがいえます）。

しかし、考えてみてください。私たちは普段、自分の先入観で他人を判断し、それを指針としてその人を観ているのではないでしょうか。

たとえば、過去に自分に対して不利益なことをした人がいたとします。そうした人に対しては、いつまでも悪い人だとか、また不利益を被るのではないか、という先入観で観てしまいやすいものです。その人が、あなたに不利益なことをしてしまった後で、そのことを反省し、改心していたとしても、なかなかあなたの潜在意識の中にある先入観を捨てることは難しいものなのです。

そうした事実が過去になかったとしても、見かけやしゃべり方、服装や容姿、地位や名誉などから受ける先入観で、日常的に他人を判断してしまうのが人間です。また、自分の尺度や価値観を基準に、他人を推し量っていることも少なくありません。言い換えれば、自分勝手な憶測で相手を判断することで、その人を評価しているわけです。

このような先入観や自分の尺度、価値観を基準にした判断をするのに比べれば、自身の判断基準の目安として人を類型化して考えることは、けっして悪いことではありません。むしろ、コミュニケーションにおいては、何の判断基準を持たないで対応するより、良い結果が生まれる可能性があります。どのように接したらよいのか、どのようなことに気をつけて付き合えばよいのかなど、付き合うための基準ができるからです。

ある人を観るとき、生得的に持つ型を参考にするということは、その人のことを決め付けることではなく、「この人にはこのような特性や傾向がある。だからこのように付き合おう」という視点で観ることができるということです。人とコミュニケーションをとるこ

〔図表22〕　キャラクターとパーソナリティの関係

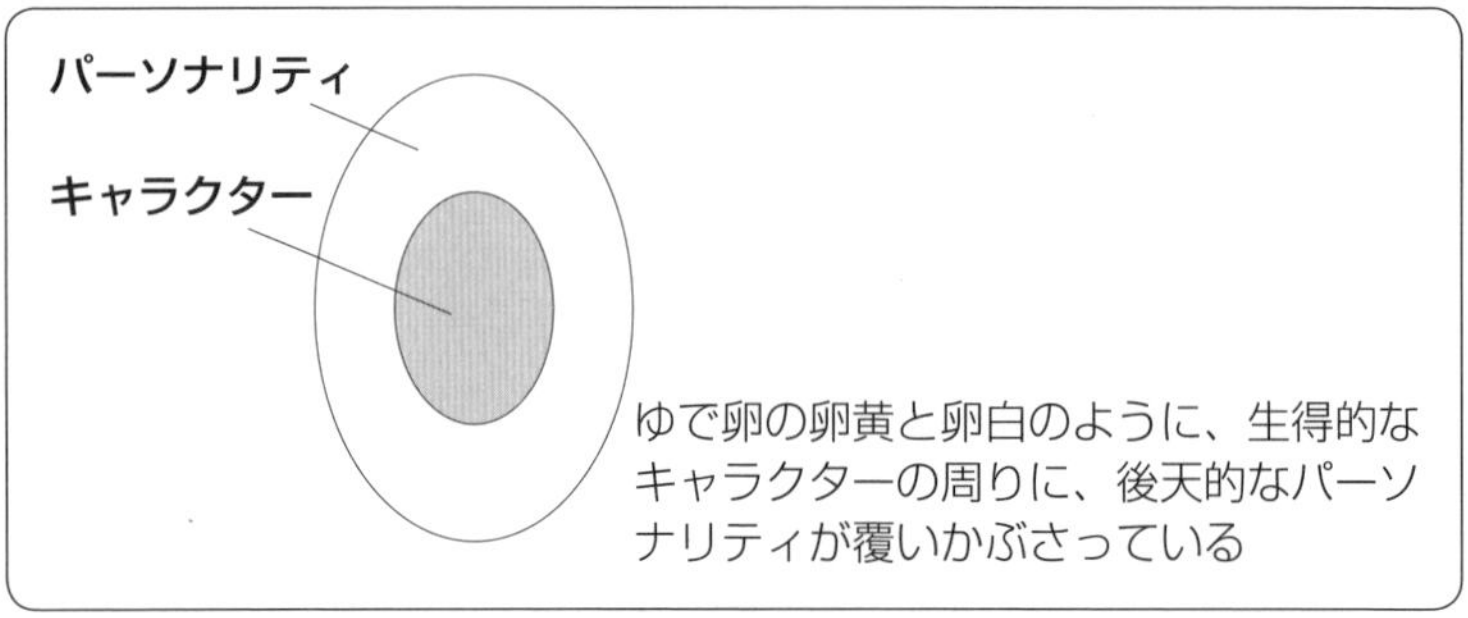

とを難しく思っている方には、この方法はぜひおすすめします。

4　パーソナリティは知識・経験によってつくられていく

前述のように、生まれてから同じ環境で育ち、同じ躾や教育を受けたとしても、生得的にどのようなキャラクターを持っているのかによって、形成される「個性」は違うものになります。その意味では、キャラクターとパーソナリティの関係は、食材と調理方法の関係に似ています。

料理の味は、素材だけで決まるものではありません。確かに高級な食材を使えば、基本的には美味しい料理を作ることができるのでしょうが、どんな高級な食材を使っても、料理方法がまずければ、美味しい料理になることはありません。素材の味を活かすも殺すも、料理法次第ということです。

和食であれ、洋食であれ、中華であれ、その料理方法は素材の持ち味を活かすことが大事なのです。素材の美味しさを引き出してこそ、美味しい料理になるからです。

パーソナリティは、それまでの知識や経験によって作られていますが、そのパーソナリティは、キャラクターの持っている特性を活かしたものであるのが理想です。もしも、生得的に持っている気質・性質が、後天的な環境によって抑圧されていたり、花開かない状態であったりしたら、その人は「本来の自分らしさ」に気づくことなく、人生を終えることになります。これは人間として悲しいことです。

個人が生得的に持っている気質・性質は、花で例えれば、「球根」ですから、そのまま、ありのままに大きくなることが本来の姿なのです。たとえば、バラはたくさんの綺麗な花を咲かせて育つことが本来の姿なのに、周りがチューリップのような花を期待したら、バラはバラでなくなってしまいます。実はこれは人間にもいえることなのです。生得的に持っている気質や性質の存在を否定して、十把一からげの育て方や教育、対応をした場合、本人が自覚していないとしても、無意識のうちにストレスを感じるものなのです。なぜならば、そこには「自分らしさ」を見出すことができないからです。

人の個性というものを理解する場合、イメージとして、生得的なキャラクターが核にあり、その周りに、後天的に形成されたパーソナリティが覆っていると考えればわかりやすいと思います。

〔図表23〕　“目の前に見えている”のがすべてではない

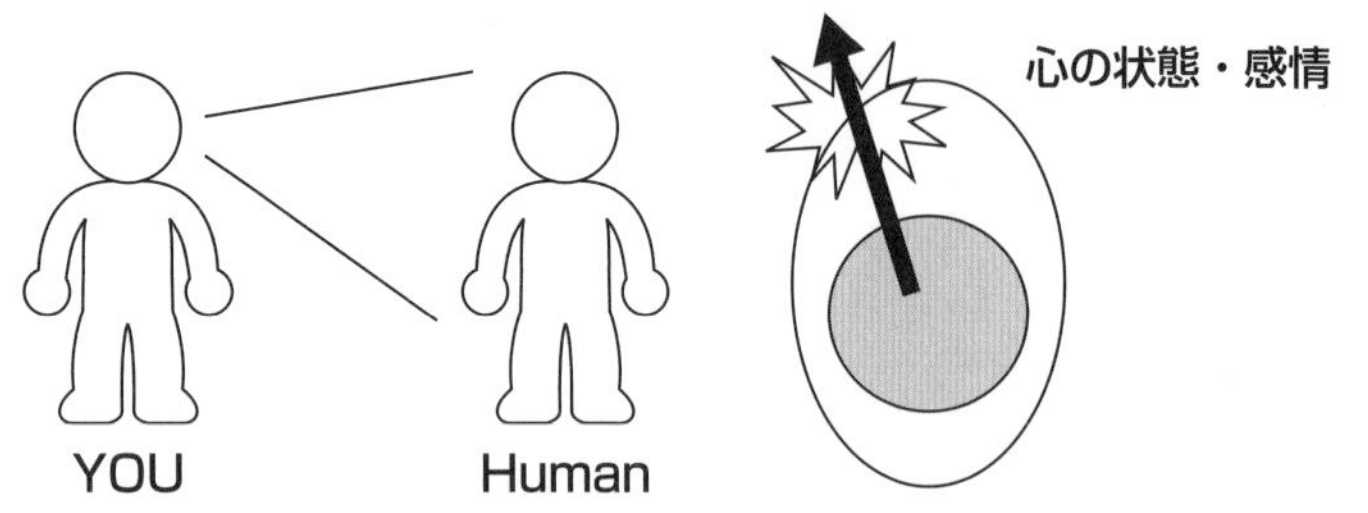

普段、目に見えるのは、その人の心の状態や感情によって、表面に強く現れているキャラクターやパーソナリティの一部である

5　〝人となり〟を観るときの注意点

ある個人の〝人となり〟を観るときに、ひとつ注意しておかなければならないことがあります。それは、「普段、目に見えるものや表面に現れているもので、その人を判断するのは危険である」ということです。ここでいう〝人となり〟とは〝ある個人の個性の概要〟と認識していただければと思います。

人間は心を持っています。心の語源は「ころころ」であるといわれていますが、この語源どおり、心はその時々の状況によって絶えず変化しています。そして、この心の変化の状態や感情が、表面に現れる人となりや印象に影響を与えているのです。

たとえば、人と争うのを避ける傾向がある人が、いつも大人しく、穏やかなのかというと、そうとも限りません。仮に憤慨するようなこと、許せないようなことがあった場合、このような穏やかな人でも、時に怒りをあらわにし、感情をむき出しにすることもあります。

また、人は自分が置かれた立場や環境によって、与えられた役割を演じなくてはなりませんから、多面的なパーソナリティが求められます。たとえば、家庭では子供にめっぽう甘く、怒ることもできないお父さんであっても、職場では部下に厳しい鬼上司に変身したりすることは、よくあることです。

これは自分が置かれた状況の中で、その役割を演じるというパーソナリティの応用形です。人のパーソナリティというものは、立場や環境によって使い分けられるものであるため、このようなことが起こり得るのです。

このように、その時々の心の状態や感情、それから立場や環境によって、その人が持っているキャラクターやパーソナリティの一部がフォーカスされて、表に強く現れます。そのため、相手を少し観ただけで、あれこれ判断するのは危険です。

とくに、初めて会う人の場合、その第一印象で相手を判断してしまうことが多いのですが、今、目の前に見えているのは「心の状態や感情によって強調されているキャラクターやパーソナリティの一部である」ということを理解した上で、その人を観察していかないと、その人の本来の〝人となり〟を間違えて理解してしまうことが多くなります。

これまでのことをまとめると、次のようになります。
●キャラクターとは、生得的な気質・性質（心の志向性）である
●このキャラクターを軸にして、後天的な環境（養育状況・出会った人など）と学んだ知識および感じた経験によって、個人のパーソナリティがつくられる
●表面に現れている人となりだけを観て、その人の個性を決めることはできない。なぜならば、人間は経験を積むことで、「建て前」「本音」を使い分けることができるようになるから

人を観る場合、このような要因も加味しなくてはなりません。ある個人の〝人となり〟を見る場合、一つの基準として、人のキャラクターを類型化し、一つの型として見ることができる方法もあるということです。

この方法は「この人はこのような特性や傾向がある」という事前情報を持ち、その後の人間観察をしやすくするためのものなのです。

4 〝人となり〟を把握するポイント

〔図表24〕　“人となり”の深層

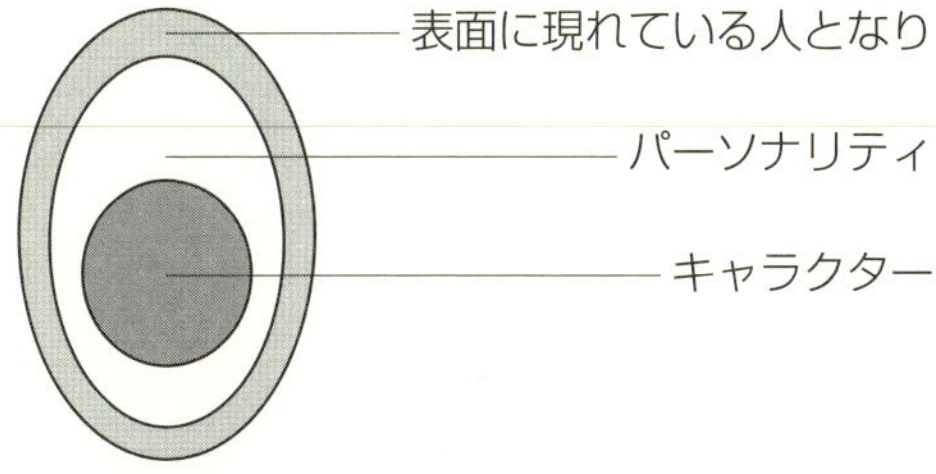

1　〝人となり〟の深層はキャラクターを核にしている

人間観察をし、ある人の人となりを把握できるようになるために、ここまでの話を少しまとめておきます。人となりというものは〔図表24〕のような深層になっているといえましょう。

キャラクターは、その人間の〝人となり〟の核の部分です。この核を持っている心の志向性は、その人間の人となりに大きな影響を与えています。この核であるキャラクターは、パーソナリティに覆われているわけですが、そのパーソナリティは二つのパターンに分けることができます。

ひとつは、キャラクターと同じようなパーソナリティのパターン。積極的な特性を持っているキャラクターが、積極的なパーソナリティを持っているようなパターンです。

〔図表25〕　“人となり”を把握する人間観察の流れ

1） 現在、表面に現れている人となりを把握する
↓
2） なぜ、1）が表面に出ているのかの原因を推測する
↓
3） 人となりの背後にあるパーソナリティを観察し、類型化する
↓
4） パーソナリティの奥にあるキャラクターを観察し、類型化する
↓
5） その人となりを把握する

もうひとつは、キャラクターの特性と異なるパーソナリティのパターン。積極的な特性を持っているキャラクターが、消極的なパーソナリティを持っているようなパターンです。

ここからが重要なことなのですが、実はパーソナリティとは、キャラクターの一部がクローズアップされてできたものなのです。

人の生得的な気質・性質を類型化すると、その中にはプラス的な部分とマイナス的な部分があることがわかります。どのような知識や経験を持っているかによって、そのどちらかが強く表面に現れてきたのがパーソナリティです。

前項で、キャラクターとパーソナリティを、素材と料理方法に例えてお話しましたが、牛肉という素材は、どんなに料理して手を加えても牛肉です。けっして人参や白菜に変化す

ることはありません。これと同じで、人が本来持っている生得的な気質・性質は変わることがなく、後天的に受けた影響や知識や経験によって、本来持っている気質・性質の一部が強く表面に出てきているのです。

そして、感情や環境によって、その時々に表に現れる人間の人となりは、キャラクターやパーソナリティの一部がフォーカスされたものですから、すべてこれらは連動しているということができます。そのため、〔図表25〕のように人間観察をしていくことで、その人間の人となりを把握していくことができるわけです。

2　まず現在、表面に出ている〝人となり〟を観察する

ある個人の〝人となり〟というものを把握するためには、まずは現在、表面に出ている人となりを観察することです。しかし、目の前に見えている人となりが、その人間のすべてではないことは、すでにお話したとおりです。

この表面に現れている人となりは、パーソナリティの一部がフォーカスされたものか、キャラクターの志向性の一部が表面に出てきているものです。ですから、表層に現れている人となりを観察し、類型に照らし合わせることで、その人がどのようなパーソナリティやキャラクターを持っているのかを予測することができるのです。

ただ、この表層に現れている人となりは、感情や環境に大きな影響を受けているのかも

しれません。ですから、そのまま受け止めると、人となりを見誤ることがあります。このようなミスをなくし、正しくその人の性質を把握するために、その人となりが表面に出ている原因を推測（もしくは調査）します。

たとえば、Aさんという人が、職場の同僚の一部の人を排除しようとして攻撃的な態度をとったとします。このような態度から判断すると、一見、Aさんは協調性がなく、自己中心的な人間であるように見えますが、Aさんが排除しようとした人は、もしかしたら、チームで一つの仕事を成し遂げるのに、非協力的な態度をとっていたのかもしれません。その人に対して攻撃的な態度をとったということは、Aさんは自己中心どころか、実は人の和や協調性を非常に大切にするキャラクターやパーソナリティを持った人かもしれません。

このように、目の前に見える現象だけを見ていては、真の姿を見誤る可能性があるので、事実確認とその裏にある真の原因を知ることが大切となります。

パーソナリティは、キャラクターの性質の一部がフォーカスされて強く出てきているものですから、キャラクターと同じ型のものと考えてよいのです。つまり、パーソナリティの概要がわかれば、おのずとキャラクターもわかることになります。

そして、その人が持っている生得的な気質・性質がわかれば、相手のパーソナリティは、キャラクターのどういう性質の部分が強調されたものなのかがわかりますから、その〝人となり〟を明確に把握することができます。

5 人の心の志向性は「感情優先型」「行動優先型」「思考優先型」に分類できる

1　人のキャラクター（生得的な気質・性質）は、大きく三つに分けられる

個人のキャラクター（生得的な気質・性質／心の志向性）は、大きく分けると、**「感情優先型」「行動優先型」「思考優先型」**の三つに分けることができます。

複雑な精神構造を持つ人間を大雑把に三つに分類することに対して、抵抗を感じる方もいるかと思います。確かに、十人十色と表現されるように、普段、私たちの周りにいる人を見渡しても、さまざまなタイプの人がいます。それを三つに類型化するのは、無理があるように感じられるかもしれませんが、心理学では類型化することで、研究対象が明確になったり、理解しやすくなったりする利点から、類型化している場合が多いのです。

たとえば、ユングが提唱した八つの類型法などは、代表的な一例です。ここでは能力心理学の基礎を確立した、ドイツの哲学・心理学者ニコラウス・テーテンス（１７３６〜１８０７）が提唱した「人の心理の三分法」――『知』：思考（知性・認知）、『情』：感情（情緒・感覚）、『意』：意志（意欲・行動）という類型法・考え方を軸において話をすすめていくことにします。

世の中には、心理学以外でも、人間が生得的に持っている気質・性質などや特徴について、類型化したものがたくさんあります。

私自身、歯科医院の経営と組織づくりに役立つと思い、四柱推命・宿曜占星術・九星気学・星平会海を学び、運命鑑定に関しては師範の免許を持つほどに研究をしてきました。

もちろん、私が本格的に学んできたもの以外にも、人間が持つ生得的なものについて類型化したものはたくさん存在しています。それらのものの中には、数十タイプ、数百タイプ、中には千を越えるタイプに人間を分けたものもあります。

人間が生得的に持つこれらのものを細かく分類していくことで、より細かくその人となりを知ることができるのは事実です。しかし、そんなに細かく分類する必要があるのかというと、私自身はそこまでする必要はないと考えています。

その理由のひとつは、あまりに細分化すること自体に必要性がないこと。

二つめの理由は、あまりに細分化することには、デメリットがあるからです。

たとえば、生物は分類学で「界」「門」「網」「目」「科」「属」「種」と分類されていきます。象を分類するのであれば、動物界→脊椎動物門（脊椎動物亜門）→哺乳網→ゾウ目（長鼻目）→ゾウ科→アフリカゾウ属……の各種の象となります。そして、象にはアフリカゾウ、マルミミゾウ、アジアゾウの三種がいます。

それぞれの象は、種としては異なるわけですから、それぞれ特徴を持っていることでしょう。しかし、専門的に研究している学者なら別ですが、普通の人は、それが象であるということがわかればいいのであって、その象がどの種なのかまで細分化して分類していく必要はありません。

2　人間が生得的に持っているものをあまり細分化しても現実的ではない

私たちは歯科医師であり、経営者です。

たとえば、人が生得的に持っている気質・性質・資質などを細分化するのは、業務や経営をスムーズにするための手段であって、けっして目的ではありません。患者様やスタッフと円滑なコミュニケーションをとったり、自分やスタッフの可能性を引き出すために必要な分類ができれば、それ以上、細かく分類する必要性はありません。その上、細かく分類しようとすれば、それだけ作業が困難になるというデメリットが生じてきます。

先の例でいうなら、象までの分類（ゾウ目までの分類）なら簡単にできるでしょうが、アフリカゾウ、マルミミゾウ、アジアゾウを見分けるのは難しくなります。これをクリアするためには、象に関して一定レベルの知識が必要となります。人間の気質・性質もこれと同じで、細かく分類しようとすればするほど、分類作業は困難になり、分類するためには専門的な知識が必要となります。

私たちの目的を達成するために、専門的な知識を吸収しなければいけないというリスク

〔図表26〕　類型の中のタイプ

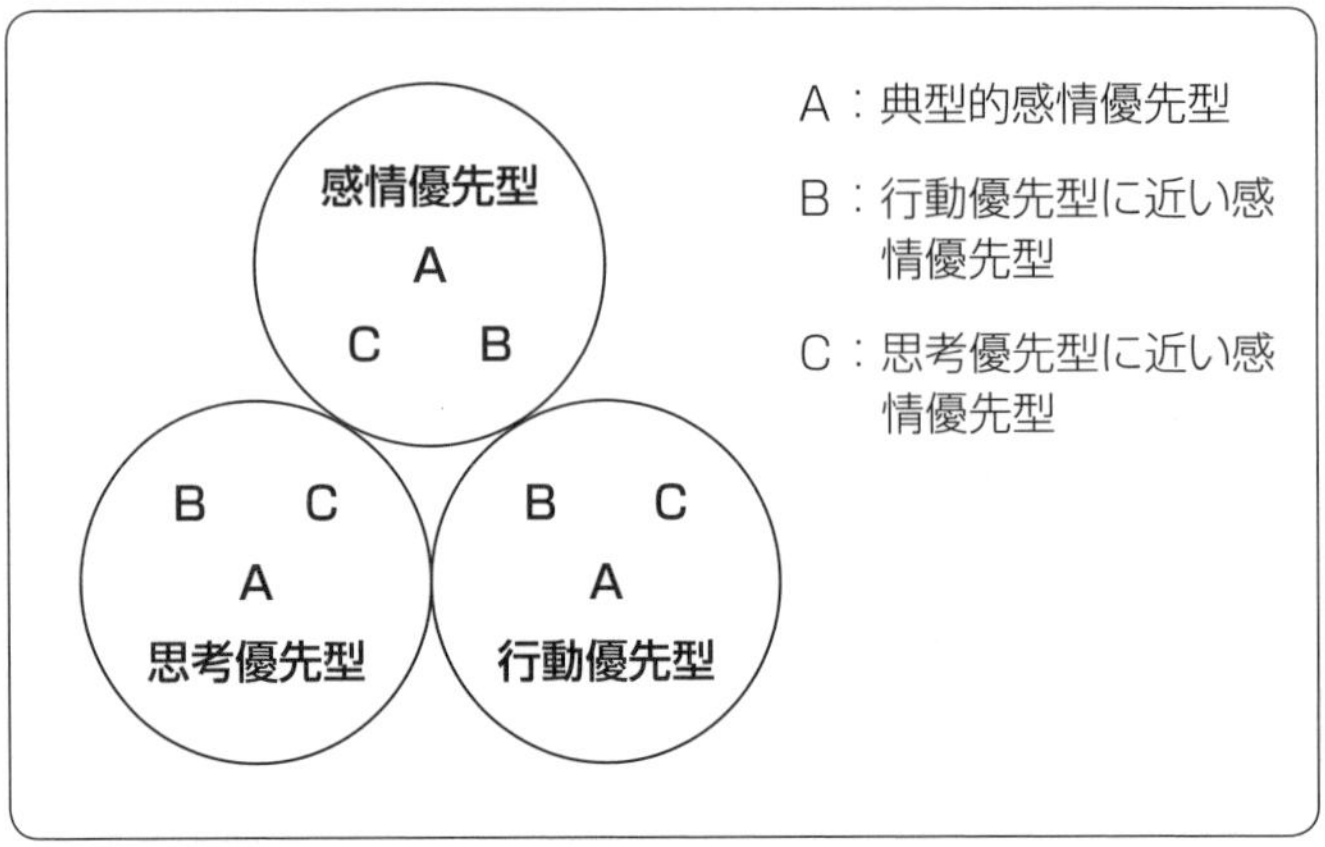

を背負う必要があるのでしょうか？

答えは否です。前述したように三つの大分類で人間を類型化すれば、医院を経営していくために必要な分析をすることは十分にできるはずです。

ただし、ここで類型化した同じ感情優先型でも行動優先型に近いタイプの感情優先型、行動優先型でも思考優先型に近いタイプの行動優先型、思考優先型でも感情優先型に近いタイプの思考優先型などがあるのは確かです。たとえば、言葉（方言）でも、県の中心部ですと、その県の方言を使いますが、県境になると、隣の県の方言が混じったような言葉になります。

これと同じで、感情優先型でも典型的な感情優先型と、行動優先型の特徴に近い感情優先型、それに思考優先型の特徴に近い感情優先型があるわけです。ですから、人間を観察していくときに、その人が典型的な○○型なのか、他のタイプに近い○○型なのかを観ていく必要があることを覚えておいてください。

6 人の志向性には微妙な力関係（優勢と劣勢）がある

1　人間の三つの類型はジャンケンのような関係にある

もうひとつ理解していただきたいことがあります。前述のように、人の志向性には「感情優先型」「行動優先型」「思考優先型」の三つがありますが、この各型の間には、それぞれ微妙な力関係（優勢と劣勢）が存在するということです。

参考までに「感情優先型」「行動優先型」「思考優先型」の三つの優勢と劣勢の関係は、〔図表27〕のようになっています。つまり、感情優先型は思考優先型に強く、思考優先型は行動優先型に強く、行動優先型は感情優先型に強い……というように、三つの類型はジャンケンのような関係で、優勢と劣勢を持っています。

ここでいう「強い」とは、対人的なペース

〔図表27〕人間の性質の優勢と劣勢

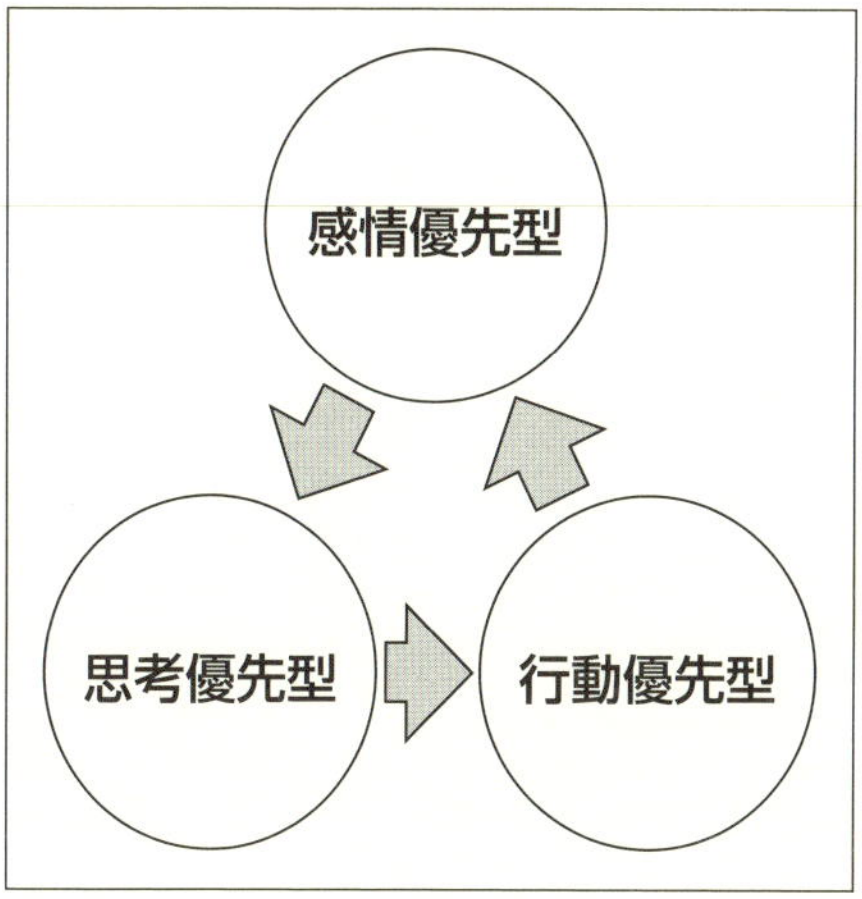

をつかみやすいという意味で、人間的な上位・下位ではありません。この法則性を、吉井伯榮先生は「サーキュレーションの法則」（循環の法則）と名づけています。

●感情優先型 ≫ 思考優先型
●思考優先型 ≫ 行動優先型
●行動優先型 ≫ 感情優先型

人と人の関係には、このような法則性があることを把握しておくと、組織内のヒューマンリレーションがスムーズになります。

この関係性でいくと、感情優先型の人は思考優先型の人のペースをつかみやすく、思考優先型の人は行動優先型の人のペースをつかみやすく、行動優先型の人は感情優先型の人のペースをつかみやすいという結果になるわけですから、この法則性を理解し、組織内の命令系統をこのように組んでいくと、組織活動がうまくいく可能性が広がります。

たとえば、トップである院長が感情優先型なら、チーフを思考優先型にし、スタッフを行動優先型にすると、「感情優先型→思考優先型→行動優先型」と、命令系統がスムーズにいくようになります。

しかも、法則性を考えて、スタッフの意見がトップに届くようなシステムをつくっておけば、行動優先型のスタッフのいうことが、感情優先型のトップにはよく理解できるわけですから、現場の声を経営に反映させることができやすくなります。

2　「サーキュレーションの法則」を人事に活かす

私自身、いくつかの歯科医院に対し、アドバイスをさせていただいてきたのですが、組織づくりをするときには、必ずその医院に勤める人の気質・性質の優勢と劣勢の関係を考慮に入れて、人事をアドバイスするようにしています。

一般的に、多くの経営者・院長先生は、スキルや能力だけで人事配置を決定していますが、それだけで人間を判断していると、組織内のヒューマンリレーションがうまくいかなくなる場合が多くなりがちです。ヒューマンリレーションがうまくいかなければ、情報の停滞が起こりますから、体でいえば、血流が悪い状態になるわけです。こうなりますと、個々人は素晴らしい能力を持っていたとしても、組織が組織としての機能を果たせなくなるのです。現在の企業の多くは、このような内部的問題を抱えていると思われます。

スキルや能力も大切ですが、それに加えて、その人が持つ気質・性質を理解し、その優勢と劣勢を考慮して人事配置をしていくことで、組織内のヒューマンリレーションが円滑になり、力を発揮する組織をつくることができるようになります。

もちろん、アドバイスをする場合、トップが感情優先型であったとしても、チーフにうまく思考優先型の人がいない場合もあります。そうした場合は、チーフを支える人に感情優先型を持ってくるなどして、組織内のヒューマンリレーションをうまくいくようにしていきます。そうすることで、組織内の命令系統がスムーズにいくだけでなく、チームとして目標を達成するモチベーションを上げることができ、その結果、経営状態が改善された例も少なくありません。しかし、この法則性がすべてではなく、関わる人間の人間力なども加味、考慮しないといけませんが、人事配置の大きな指針になることだけは間違いありません。

新規スタッフを雇用するときの指針としても、この法則の関係性は役に立ちます。

履歴書に書かれたその人のスキルや能力、そして面接のときのイメージで人間を判断して、採用の是非を決める場合が一般的に多いのですが、このような決定のしかたは非常に危険です。それは、人材配置のときと同じように、人間というものが持っているスキルや能力だけで、人間を判断することはできないからです。

経営者といわれる人の中には「自分は人を見る目があるから……」とおっしゃられる方もいますが、面接を受けるときの人間は、採用されたいために、大げさにいえば一世一代の名演技で、気に入られるように演じている場合も少なくないのです。そうした人を見て、正しく判断するのは、人間を見る目がある人でも難しいものです。

そもそも経営者なら、「今は人手不足だから、来てくれるのなら誰でもよい……」という考えで採用する人はいないと思います。より組織を強化したり、発展させたりする目的で、新しい人材を雇用するのです。

ですから、雇用の目的を達成するためには、組織にどんなスキルや能力が必要なのかはもちろんのこと、現在いるスタッフの個性（性質）との優劣を考え、組織の強化・発展のために、どんな性質的傾向を持った人が必要なのかを検討した上で、採用をしていくべきです。

3　人をどのように配置・管理するかで組織の成果が決まる

「人は石垣、人は城」とは、名将・武田信玄がいった有名な言葉です。歯科医院を含め、すべての組織が、目標とするプロジェクトを達成できるかどうかは、すべからくそこに集まる人と、その人たちをどのように配置・管理するかにかかっています。どんなにトップが優秀であったとしても、プロジェクトを達成していける組織となっていなければ、けっして成し遂げることはできません。

人間は誰しも強みというものを持っています。もし、ひとつの業務で、その人がなかなか結果を出せなかったとしても、その人に能力がないというわけではありません。さまざまな組織において、それまで実績を出せなかった人が、配置換えをしたとたん、結果を出したという例はたくさんあります。

人間を成長させるには、良い部分を伸ばしてあげるのが一番です。その人の能力を発揮できる場所を与え、その人の能力を発揮できる業務をさせることが、その人の能力を成長させ、より強い組織をつくっていくことにつながるのです。

その上で、コミュニケーションを円滑にすることができれば、働くスタッフはよりよい人間関係の中でモチベーションが上がり、強い組織になっていきます。

そうした強い組織をつくっていくには、性質の類型とその類型の関係性を知ることで可能になります。実際、私がアドバイスをする中でも、こうした考えで組織づくりをした結果、組織力を強化し、業績を回復した歯科医院もあります。

念のため申し上げますが、人の志向性の微妙な力関係（優勢と劣勢）の部分で理解しておいていただきたい大切なことがあります。それは、ここでいう優勢と劣勢は、人間性や個人が持っている可能性の優劣ではないということです。

人の志向性の微妙な力関係（優勢と劣勢）は、人間の個性の相性であり、個性間で情報の伝達をするときの優劣です。水が高いところから低いところへと流れていくように、優勢から劣勢へはスムーズに情報が伝わりやすいのです。

この優劣は、あくまでも個性の違いであり、個性に善悪がないように、優勢が優れていて劣勢が劣っている、というようなものではありません。この部分を誤解して、行動優先型よりも感情優先型のほうが優れている……というような勘違いをすると、採用や人事などで大きなミスをすることになってしまいますので、くどいようですが、ひと言付け加えさせていただきました。

7 気質・性質（志向性）を小分類してみると

1 それぞれの気質・性質をプラス・マイナスで分ける

個人の気質・性質（心の志向性）を「感情優先型」「行動優先型」「思考優先型」の三つに大分類できることは、すでにお話しました。これらの気質・性質を、さらに次のように「プラス」「マイナス」に分けることができます。つまり、人間の性格を分類すると、〔図表29〕のようになります。

プラスは、その人間が持つ気質・性質（心の志向性）の中で強く持っている気質・性質で、そのため本来的には、その人間の発想や行動の中心となるものです。

マイナスは、プラスの背後にあるともいえる性質で、本来的に表に強く現れることは少ないという傾向があります。

〔図表28〕　大分類→小分類

大分類	小分類
感情優先型	感情優先型プラス
	感情優先型マイナス
行動優先型	行動優先型プラス
	行動優先型マイナス
思考優先型	思考優先型プラス
	思考優先型マイナス

〔図表29〕　人間の性質の分類図

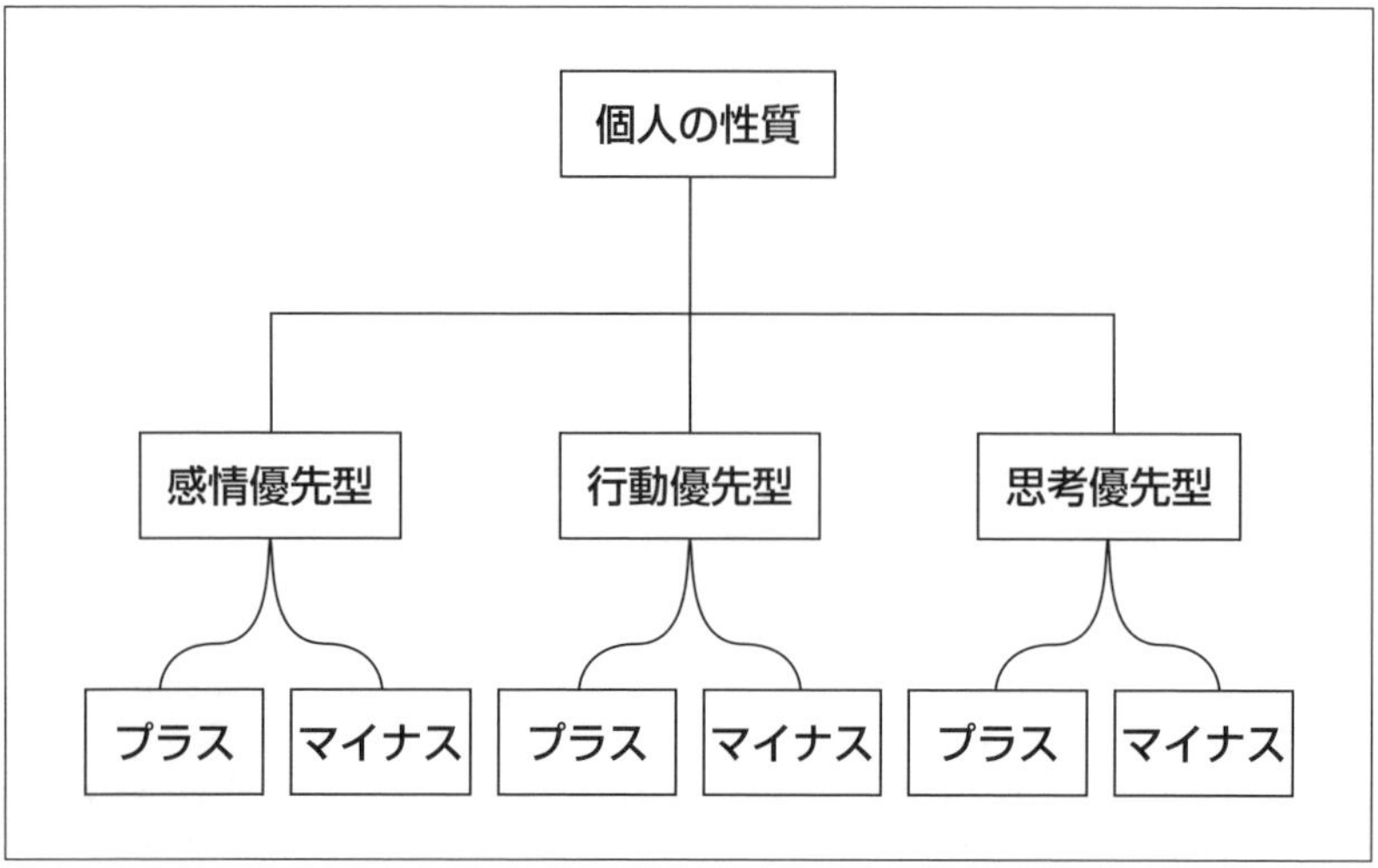

このプラスとマイナスは、非常に密接にかかわり合っています。たとえば、プラスの傾向として、積極的で常に発展や前進を志向する人がいたとします。このタイプの人は、何事にも前向きで、物事の明るい部分にフォーカスして可能性を見出します。この部分は普段、強く表面に現れ、その人の行動の中心になるものです。

しかし、その反面、このようなタイプの人は、小さなことにこだわらなかったり、チームで仕事をする場合に、他の人に対する配慮が欠ける傾向になりがちというようなマイナスの気質・性質を持っています。発展や前進を重要視しているために、どうしても細かな部分や他人への配慮する部分がフォーカスできないのです。

このように、プラスとマイナスはコイン

の裏表のようなものです。プラスとマイナスは、その人の個性のプラスがあるためにマイナスが生まれている、ともいえる密接な関係にあるのです。

2　強く持っている気質・性質がプラス、弱く持っている気質・性質がマイナス

プラスとマイナスと聞くと、プラスが良い面や長所的な部分、マイナスが悪い面や短所的な部分とイメージしがちなのですが、気質・性質のプラスとマイナスは、そのような意味でとらえないでいただきたいと思っています。

先の例でも、マイナスの部分として「小さなことにはこだわらない」「人への配慮に欠ける」というのがありました。このように、マイナスに分類される気質・性質には、一見、悪い面や短所に見えるものが多く、「マイナス＝悪いもの」としてとらえる人が多いのです。しかし、プラスはあくまでも、そのキャラクターが本来的に強く持っている気質・性質で、マイナスは本来的に弱く持っている気質・性質にすぎないのです。

それに、そもそも気質・性質というものに、本来、良いとか悪いというのはありません。たとえば「小さいことにこだわらない」「人への配慮に欠ける」といった気質・性質は、一見、悪い面であるかのように感じるかもしれません。しかし、発展や前進をしていくためには、既存の方法から脱却しなくてはならず、そのためには決断をしていく必要があります。そうした場合に、あまり小さなことにこだわっていると決断ができなくなります。

また、周りに配慮することは必要ですが、必要以上に気をつかったり、みんなの意見を尊重しすぎると、新しい取り組みなどはスタートを切ることができなくなってしまいます。発展するには、これらのことを気にせずに、少し強引に前進するくらいのほうがいいのです。こう考えると、発展するために「小さいことにこだわらない」「人への配慮に欠ける」といった部分は、良い面だということにもなります。

もちろん、発展するために「小さいことにこだわらない」「人への配慮に欠ける」ことも必要だからといって、一切、小さなことにこだわらなかったり、人への配慮をしなかったら、問題が起こることになるでしょう。そうなったらなったで、このマイナスの気質・性質は悪い面になってしまいます。

前項で、キャラクターと相反するパーソナリティを持っている人がいる、という話をしましたが、このようなタイプの人は、後天的に身につけた知識や経験により、本来強く表に出るはずのプラスが現れず、逆にマイナスが強く現れているのです。

こうしたことが〝人となり〟になって現われている場合、本来と異なる自分になっているわけですから、なかなか力を発揮できないし、充実も感じることができなくなっている場合が多いのです。

もしもあなたの医院のスタッフがこのような状態であったとしたら、目標を達成していくためにも、そして本人の幸せのためにも、本来持っている気質・性質を引き出してあげるように、アドバイスをすべきです。

自分が持つ気質・性質のプラスとマイナスを理解することができれば、自分がどんな強みを持っているのか、どんな弱みを持っているのかが理解できるようになります。もちろん、スタッフに当てはめれば、スタッフの持っている強みや弱みも理解できます。

それぞれが持っているプラスとマイナスを理解することで、その個人をより深く知ることができるだけでなく、目的を達成するために、どのようなアドバイスをしていけばよいのかがわかってくるのです。

ここまでの話で、「人となりとは何か？」「どんな構造になっているのか？」「生得的に持っている気質や性質はどのように分類され、どのような関係性にあるのか？」を理解していただけたと思いますので、次項以降では「感情優先型」「行動優先型」「思考優先型」の各類型について説明していくことにします。

8 感情優先型とはどんなタイプか?

1 感情優先型は人間を重視する傾向が強い

感情優先型は、ひと言でいえば、人間(自分を含む)を重視するタイプです。この志向が、このタイプを貫く気質・性質の根底にあります。

ですから、周りの人との関係性を重視するため、仲間を大切にしたい、和を大切にしたい、喧嘩をしたくないなどを志向する傾向があり、家族や仲間、友人と和気あいあいと楽しく生きることを好みます。そのため、他のタイプよりも協調性があり、和を乱すことがないよう、周りの人に細かい気配りをしていきます。反面、和を乱すような人を見ると、その場から徹底的に排除しようとする傾向があります。

周りの人に細やかな気配りができるということは、この型の強みといえますが、この傾向があまり強く出ると、過剰に気をつかいすぎてしまったり、他者のことを優先して考えてしまったりします。また、和を重視するタイプだけに、自分だけが仲間はずれになっていることを感じると、非常に深く傷つきやすくなるというナイーブな面を持ち合わせています。

何よりも人を重視する傾向が強いので、個々人が持っている人間らしさを受け入れることができ、煩悩や欲望というものに対しても寛容な傾向があります。

同時に、社会のルールから逸脱することやモラルに欠けることは嫌うという、正義感も持ち合わせています。しかし、日頃の行動においては、周りの人を押しのけてまで自分の我を通したり、人の足を引っ張ってでも勝ったりといった行動をとることができません。あくまでも、周りの人との距離感をはかりながら、自身の行動を決めていくという特徴があります。

このように、何よりも人を重視するため、意思決定においても、その人の感じがよいかどうか、親しみが持てるかどうかなどが大きく影響します。たとえば、同じ買い物をするなら、気持ちよく接客してくれる店員さんがいるお店で買いたいと考えます。そして、接客してくれる店員さんの感じや接し方に感激したり、親しみを抱いたりすると、時に欲しくないものまでも買ったりしてしまうのがこのタイプの人です。

このタイプの人は、組織内で孤立することを嫌うため、いろいろなところへ顔を出して人と会ったり、情報を収集したりする傾向があります。この行動は人と話をするときの話題を持つことと、周りの人から重宝がられるための情報提供をすることと、さらに、情報に対して自分だけ孤立すること（知らないで話についていけない）を防ぐリスクヘッジでもあるのです。

物事に対しての理解の仕方は「前置き＋起承転結」という順序を踏むために、このタイプの人に何らかのことを伝えるときは、日頃のたわいない話から始まり、順を追って、ていねいに説明すると安心して理解してもらいやすくなります。要約して結論から話したり、プロセスを省略したりする説明は嫌がります。

こうした特性があるため、人に説明するときも、一つひとつ順を追ってていねいに説明する傾向があるので、一般に話が長くなる傾向があります。

2　感情優先型プラスの傾向

⇓　目標を掲げ、それを達成するために、あらゆる事態を想定して準備し実行していく

・理想を掲げ、それを達成するために我慢強く勤勉に働く
・人を大切にする（友人を始め、顧客や部下を大切にし、良い部分を評価するなど）
・失敗したときのリスクを考え、リスクヘッジしていく
・問題が起こった場合、協力的・積極的に問題解決に取り組む
・古いものの価値を認め、新しいものに対しても積極的に取り入れる
・フェアプレイ・公正さ・正直さなどを大切にする
・時に、自分のことよりも他者のことを優先する優しさがある

3　感情優先型マイナスの傾向

⇓　確実性を好み、想定外なものへの対応力に乏しい

・着実・堅実ではあるが、飛躍性には乏しい
・確信や自信が持てないと弱気になる
・自分の情報収集力を信頼するため、行動もその範囲内にとどまりやすい
・失敗すると必要以上に悩む
・困難に耐えるが、耐え忍びすぎてタイミングを逃しやすい
・周りの人の意見に振り回されやすく決断力が鈍る
・表面には見せないが好き嫌いが激しく、頑固な一面がある

4　感情優先型の人とのコミュニケーションの注意点

⇓　**接し方**

・自分がどう感じたかということが、人と付き合う上で重要になるタイプなので、初対面での印象を良くすることを心がける
・自己主張が強い人や協調性がない人を嫌うので、過度の自己アピールを避け、その場の雰囲気とこの人の気持ちを大切にするよう心がける
・相手の気持ちの変化を読み取るのがうまいので、つねににこやかに接する

⇓

話し方

・話をするときは始めから本題に入ることなく、たわいのない世間話などから入る

・順を追っていねいにしっかり説明し、途中でどの程度まで理解しているかを確認しながら話す

・なるべくゆっくりていねいに話す

⇓

聴き方

・にこやかであっても真剣な態度で聴くことを心がけ、相づちなどを打ってあげる

・聴き役に徹し、消化不良にならないようすべて話しさせる

・たとえこの人の話が長くても、途中で話の腰を折るようなことはしない

⇓

自分が感情優先型であった場合の注意点

・いつの場合も話が長くなる傾向があるため、他のタイプから見ると結論が見えにくく「くどい」と受け取られやすい。要点を手短に話すように心がけること

・自身の感覚（フィーリング）だけで相手を決めつけて好き嫌いを決めてしまうことが多いので、相手を判断するときは、多少時間をかけて判断していくようにすること

・必要以上に周りの人に気をつかうことなく、自身のスタンスや生き方を大切にすること

9 行動優先型とはどんなタイプか？

1　行動優先型は直感を重視する

行動優先型は、本能的な直感やタイミングを重視して行動するタイプであり、この志向がこのタイプを貫く気質・性質の根底にあります。

直感やタイミングを重視するため、ちょっとでも可能性を感じたり、すぐできそうなイメージが湧いたりすると、ジッとしていられなくなり、すぐに行動を起こすのがこのタイプの人です。

物事や他者との関係を合理的に考えることができ、また人と協力をして展開していくこともできますが、結論や結果を急ぎやすいために、すぐに結論や結果が出ないと、嫌気が差してイライラしてしまうことがあります。また、結論や結果をすぐ手にしたい傾向があるために、物事は合理的に考えやすく、地道な積み重ねや面倒なことを省きたがるところがあります。

そのため、人間関係でも面倒なしがらみや複雑なことは嫌いで、自分をわかってくれる人だけ理解してくれればよい、という一方的な感情を持ちやすいが、義理人情は人一倍強く、自分を頼ってくる人や社会的立場の弱い人に対しては、損得関係なく動く心意気を持っています。

行動優先型は、行動を起こすのも早いのですが、結果を求めるのも早いのが特徴です。「今」「現在」というものを非常に大切にしており、「人生は今の連続」といった価値観を持って行動しています。そのため、遠い未来のことよりも、「今、何をすればいいのか」「今、自分に何ができるのか」「今、やらなければならないことは……」といったことに情熱を燃やす傾向があります。

物事に対しては、じっくり計画を立てて取り組むよりも、その場その場の状況を判断しながら、よりよい選択をしていくタイプなので、目標や方針も、現在の状況に合わせながら変化させていく傾向があります。

2　行動優先型プラスの傾向

⇓　合理的志向とチャレンジ精神で、物事に積極的に取り組んでいく

・目標を掲げ、ひたすら前進する
・仕事への取り掛かりや展開が早いが、割り切るのも早い
・合理的で損得を考えながら行動する（とくに、時間のムダや浪費を避ける）
・仕事や現状の矛盾点や問題点を見つけ、すぐに対応していく

・目標達成のためにはムダなものを排し、既存のものを合理的・集中的に使う
・たとえ失敗しても、頭の切り替えが早く、負の感情が尾を引かない
・状況判断が素早く、次の一手を打つのが早い

3　行動優先型マイナスの傾向

⇓　じっくり物事の本質を考えることが苦手なわりには、自分の意見を強引にすすめる
・集中すると、周りのことが見えなくなる
・結論や結果を急ぎやすく拙速主義に陥りやすい（議論よりも実行を優先）
・合理主義・現実主義に徹しすぎて、周りの人の心理を配慮できない
・長期的な展望よりも、目先のこと、短期的なことに目を奪われがちになる
・自分で何でもしてしまう傾向があるため、周りの人の自主性が育ちにくい
・受身になったり、窮地に陥ったりすると、場当たり的な行動に出やすい
・あくまでも自分のペースで物事をすすめる

4　行動優先型の人とのコミュニケーションの注意点

⇓　**接し方**
・飾ることなく素のままで接する（儀礼的なことは嫌う）

・人から細かく指示されたり、枠にはめられたりするのを嫌うので、この人のペースを尊重してあげる
・中途半端な態度はとらず、明確な意思表示を心がける

⇓

話し方

・前置きはせず、ずばり結論から話す（何かを伝えるときは箇条書き的に）
・人の話は、ポイントや結論しか聴いていないので、長い話は避ける
・人からあれこれ言われたり、自分の考えを否定されたりするのが嫌いなので、一旦持ち上げておいてから、指摘をしたり、意見を伝えたりする

⇓

聴き方

・短いフレーズの中に込めた意味や真意を察してほしいという心理を持ちやすいため、相手の察しが悪いとイライラする
・細かなところを確認しながら聴くのではなく、結論→理由・根拠の順で聴く
・あちこち話が飛ぶ傾向があるので、聴きたいポイントを絞り、順番に聴くようにする（相手のスピード感に合わせて聴いて上げるとノリやすい）

⇓

自分が感情優先型であった場合の注意点

・話の組み立てが苦手で、思いつきでしゃべる傾向があるので、重要なことを人に伝えるときは、伝えたいことをメモに書いて確実に伝えることを心がける

・相手の気持ちや心情を深く考えないで、つい自分のペースで物事をすすめたり、話をしたりしてしまうので、「相手はどう思っているか？」などを考えることを習慣づける

・思いついたときにすぐしゃべらないと忘れるので、話の主語が抜ける場合が多い。日頃から、告知（何を話すか相手に伝える）、結論（伝えたいこと、意図と真意）、その理由と根拠（どのようにして、そうなったのかというプロセス）の順序で話すことを心がける

10 思考優先型とはどんなタイプか?

1　思考優先型は自分の世界を重視する

思考優先型は、自分のペースや世界を重視するタイプであり、この志向がこのタイプを貫く気質・性質の根底にあります。

「自分の時間」「自分の空間」「自分を中心とする組織」といった、第三者に侵されない自分の世界を求める気持ちが強く、自分の世界の中で思いどおりにやりたいという価値観を持っています。また、計画性にすぐれていて、物事の運び方やすすめ方を大切にするので、自分のペースは何よりも尊重しています。

プロセスも重要視しますが、同時に、目標達成のためにはあらゆることを犠牲にして前にすすむという価値観を持っているため、物事のすすめ方はシビアで合理的です。設定した目標を確実にクリアしていくために、まず全体像を把握し、ゴールまでの距離や時間を逆算しながら、計画的にすすめていきます。

自分の世界を大切にし、結果を出していくことを重視しているため、他者から自分のペースを乱されたり、否定されたりすることを、極端に嫌います。反面、周りの人のペースも乱さないように人一倍気を配るところもあります。感情を表面に出さない傾向があるので、時に周りの人から、親しみにくいとか不親切な印象を与えることもあります。

本当は不親切ではなく、困っている人の問題解決を手伝ってあげたいという気持ちは持っているのですが、自分の感情を表現することがあまりうまくないほうなので、人によっては誤解されることもあります。

何らかの意思決定をするときは、起こりうるあらゆることを想定し、シミュレーションを何度か繰り返しながら、失敗がないように心がけます。コスト・時間・労力など、すべてにおいてムダやムリを嫌い、総合的に見て、ムダやムリがないと考えられるものを取り入れていくのがこのタイプの特徴です。

2　思考優先型プラスの傾向

⇓　目標を達成するために物事を総合的にとらえ、長期的に思考する

・包括的に物事をとらえ、長期的な展望で目標を立てる
・将来に向けた準備を怠らず、計画は入念に行う
・完全主義でいい加減なことを嫌う
・目標を達成するために、必要なことを並行的にすすめるバランス感覚がある
・融通・順応性の幅が広く、相手の立場に立って物事を考えられる

・相手の力量をはかるのがうまく、それによって自分の出方を変える（下手に出たり、力で押したりする。不利なときは忍耐し、有利なときは一気に前に出る）
・知的好奇心が旺盛で、知識吸収力も高い

3 思考優先型マイナスの傾向

⇓ 新しい環境や不意な出来事に対し、的確な対応することが苦手
・順序や計画・予定にこだわりすぎる
・目論見が外れると応用が利かず、始めから出直すことになりやすい
・迷いが生じると、自分のペースに戻すまでに時間がかかる
・都合の悪いことを避けようとする（クレーム処理などが苦手）
・自分の考えをあまり語らないので、周りの人は何を考えているのかをつかめない
・物事が安定すると、安心し、気分的にノンビリしやすい（ツメが甘い）
・状況対応力が弱く、臨機応変な行動はとれない

4 思考優先型の人とのコミュニケーションの注意点

⇓ 接し方
・気さくな態度の中にも礼儀や節度を重んじ、ていねいな対応を心がける（目を見

て真面目に対応）
・正々堂々とした態度で、正面から接する
・相手のペースや予定を計算に入れて接する（アポイントは必ず取る）
⇓
話し方
・結論を先に話し、なぜその結論になったのかを、理由・根拠を明確にして、論理的に話す（声のトーンを落として、淡々と話をする人を好む）
・不必要なお世辞や過剰な笑顔に接すると、「裏があるのでは？」と疑ってしまう傾向があるので、真実のことを等身大で話す（自分に不利なことも先に話しておく）
・話すスピードに気をつけて、じっくり腰を据えて話す
⇓
聴き方
・起承転結で話してくるので、じっくりと構えながら、要点を聴き逃さないようにして聴く（適度な質問を交えて聴くと効果的）
・往々にして話が長くなりやすいので（すべてのことを相手に納得してもらおうという気持ちで話すため）、適当なところで結論に導く
・「役に立つ人」「できる人」と評価されたい心理があるので、話の中でそのような部分を褒めるようにする

⇓

自分が思考優先型であった場合の注意点

・無意識のうちに「相手を説得しよう」「何とか理解してもらおう」「納得してもらおう」という気持ちが働くために、話が長く、くどくなりやすい。要点だけを簡潔に述べることを心がけること

・話をしているうちに、話の主導権を握りたいという意識になりやすい（ペースを乱されたくないという心理が働き、応答しにくい空気をつくる傾向がある）

・真剣になればなるほど、笑顔がなくなり、硬い表情になりやすい（この時は、相手を説得モードに陥れている）

11 仕事の現場でこの理論を上手に活用するには……

“人となり”の深層

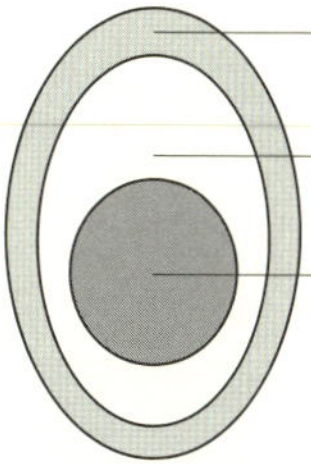

（〔図表24〕を再掲）

人の生得的な気質・性質を類型化した「感情優先型」「行動優先型」「思考優先型」の各類型が、どのような志向性を持っているのかは、ここまでの説明で理解していただけたと思います。

「人となりを把握する人間観察の仕方」については前述しましたが、これで基本的に自分を含め、周りの人を観察し、人となりを類型化していくことができるようになると思います。

ただ、あの時点ではまだ、同じ類型の中にも少しだけ志向性が異なるものがあるということ、同じタイプの中にプラスとマイナスの性質があるということについて、触れていませんでしたので、ここで改めて補足していくことにします。ちょっと重複する部分もありますが、大切な点なので、整理して頭に入れながら読むようにしてください（人となりの深層は図表参照）。

ある人の一番表面に現れている性質を観察し、その性質を強く表面に出している原因を探り、心理学理論をベースにした三つのタイプに照らし合わせることで、その人がどのようなキャラクターやパーソナリティを持っているのかを、ほぼ予測ができるようになったと思います。

人によっては、キャラクターと異なるパーソナリティを持っている場合もありますが、そうした場合、そのパーソナリティは、キャラクターのマイナスの部分が増幅されている場合がほとんどです。

たとえば、他人の意見をまったく受け入れず、人間関係も同じ人とばかり付き合っている内向的な人がいたとします。俗にいうマイナス発想で、失敗を恐れ、失敗をすると非常に落ち込む傾向があり、その人は経営者としてはきわめて使いにくいスタッフでした。

しかし、このような傾向性を前記の三つのタイプに照らし合わせてみると、感情優先型のマイナスの気質・性質であることがわかります。ということは、その人のパーソナリティの奥には、大きな目標を掲げ、目標達成のために我慢強く勤勉に働くという性質を持った、キャラクターが存在しているはずなのです。

このように、より表層に現れるパーソナリティと、その奥にあるキャラクターの関係がわかっていれば、その人の持っている気質・性質を把握することが容易になります。

その上で、その人の個性を把握していくときに、同じタイプの中にも少しだけ志向性が異なるものがあるということ――つまり、同じ感情優先型でも「典型的な感情優先型」と「行動優先型寄りの感情優先型」とか、「思考優先型寄りの感情優先型」があるということを頭に入れておいてください。ちょっと複雑になりますが、この類型をもっと細分化すれば、同じ感情優先型でも、行動優先型の傾向や思考優先型の傾向が混じっていることもあるということになります。

もちろん、このような場合でも、メインのキャラクターは感情優先型なわけですから、その行動を大きく左右する部分は、あくまでも感情優先型になります。このことがわかっていると、ある個人を三つのタイプと照らし合わせたときに、少し違う傾向が見られたとしても、より当てはまる傾向を観て、その人の本当のキャラクターは何であるのかつかみやすくなります。

第5章

人の気質・性質類型をどう活用していくか

1 自分を観察・分析する

1　あなたの性格傾向をテストしよう

患者様や院内スタッフと円滑なコミュニケーションをとるために、まず自分がどの類型の傾向を持っているのかを知ってください。

自分自身のことですから「感情優先型」「行動優先型」「思考優先型」の傾向と照らし合わせることで、どの類型なのかおおよその見当がついているかもしれません。しかし、もっともわかりにくいのが自分自身だともいいますので、ここで一度、「心理テスト」をすることで、あなたが持っている性質の傾向を確認していただくことにしましょう。

心理テストには24の質問が書かれていますので、それぞれ「YES・NO・どちらでもない」の中から選び、チェックしていってください。

ここまで学んできたように、通常の状態でない場合、キャラクターやパーソナリティの一部が強調されて表面に現れます。ですから、できるだけニュートラルな状態のときに、心理テストをするようにしてください。

また、心理テストは、あくまで性質の傾向を知るためのものですから、答えに良い悪い

〔図表30〕　気質・性質の傾向を知るための心理テスト

1　人を判断するとき第一印象を優先する	□YES □NO □どちらでもない
2　あれこれ考えるより行動を起こしてみるべきだと思う	□YES □NO □どちらでもない
3　何か決定するときは、必ず頭で何度も反芻する	□YES □NO □どちらでもない
4　本題に入る前に、前置きの話をすることが多い	□YES □NO □どちらでもない
5　あいまいが嫌い。何でも白黒をハッキリさせたい	□YES □NO □どちらでもない
6　計画的に物事がすすまないと気持ちが悪い	□YES □NO □どちらでもない
7　人には何かと気づかいしてしまうほうである	□YES □NO □どちらでもない
8　じっとしているよりも動いているほうが落ち着く	□YES □NO □どちらでもない
9　毎日、少しでもいいので、独りになって考える時間がほしい	□YES □NO □どちらでもない
10　態度や口に出してはいわないが、人の好き嫌いはハッキリしている	□YES □NO □どちらでもない
11　何が言いたいのかわからない人を見ると、イライラする	□YES □NO □どちらでもない
12　翌日の行動計画を、前日にチェックしないと落ち着かない	□YES □NO □どちらでもない
13　言いたいことがあっても、面と向かってはいいにくい	□YES □NO □どちらでもない
14　じっくり計画を立てるよりも、すぐに実行したい	□YES □NO □どちらでもない
15　周りの環境に関係なく、じっくり考えるのが好き	□YES □NO □どちらでもない
16　気心が知れた人と、とりとめのない話をよくする	□YES □NO □どちらでもない
17　じっくりと繰り返して物事を考えるのは苦手	□YES □NO □どちらでもない
18　計画を立て、マイペースで行動するのが好き	□YES □NO □どちらでもない
19　人が自分をどう見ているのかが気になる	□YES □NO □どちらでもない
20　何事も勝ち負けにこだわってしまう	□YES □NO □どちらでもない
21　自分も他人も、時間をキッチリ守らないと気持ちが悪い	□YES □NO □どちらでもない
22　周りの人から反対されると、自分の考えが揺れてしまう	□YES □NO □どちらでもない
23　TVのCMのとき、チャンネルをよく変える	□YES □NO □どちらでもない
24　リスクをおかしてまで行動に移そうとは思わない	□YES □NO □どちらでもない

★YES……３点、NO……０点、どちらでもない……１点
★すべての質問に答えたら採点して、下のＡ群・Ｂ群・Ｃ群に分けて合計点を出します。

Ａ群：１・４・７・10・13・16・19・22	合計：　　点	感情優先型
Ｂ群：２・５・８・11・14・17・20・23	合計：　　点	行動優先型
Ｃ群：３・６・９・12・15・18・21・24	合計：　　点	思考優先型

はありません。正解や不正解を考えながら書くと、正しく性質の傾向を知ることができなくなりますので、直感で答えるようにしてください。

Ａ群・Ｂ群・Ｃ群の中で、もっとも点数の高いところが、あなたの思考傾向がもっとも強いところです。そして、〔図表30〕に書いてあるように、Ａ群は感情優先型、Ｂ群は行動優先型、Ｃ群は思考優先型となります。

２　心理テストで気質・性質の傾向がわかる

この心理テストを通して、自分自身を客観的に観てみることで、自分自身が今まで気づいていなかった自分の一面に気がつくことができるかもしれません。

しかし、この心理テストでわかるのは〝今現在一番強く出ている個性の傾向性〟であって、あなたが本来持っているキャラクターとしての志向が完全にわかるわけではありません。なぜなら、この心理テストは、自分で自分を分析するという、質問紙形式の自己分析テストだからです。だいたいの概要（アウトライン）は把握できますが、そこに思い込みや勘違いがあったら正確な分析は難しくなります。

それに、質問の受け取り方にも個人差がありますから、判定にも微妙な影響が出てきます。たとえば、質問の中にある「じっくりと……」という日本語も、人によって微妙に解釈が異なりますから、ＹＥＳ＆ＮＯの判断も個人差が出てくることは否めません。「じっくりと……」という言葉を聞いて、ある人は1時間程度を考えるかもしれませんし、ある人は数日間と考えるかもしれません。この辺りがペーパーによる質問の限界なので、あとは質問内容を判断して直感で回答していただくしかありません。

また、思い込みや勘違いと書きましたが、これまで数多くの人を見てきて、後天的な環境からの影響によって、自分が本来持っているキャラクターに気づいていない人が意外に多いのです。たとえば、自分は本来「感情優先型」の傾向を持ち合わせているのに、両親・兄弟・姉妹など全員が「思考優先型」の傾向だった場合、本来の「感情優先型」のキャラクターが影を潜めて、表面的には「思考優先型」のように見え、自身も「自分は思考優先型だ」と思ってしまっている場合です。これは、発育過程での環境から受ける大きな影響と、過去このような3類型に分けた一つの基準で他者と自分を比較した経験がないという二つの原因から、このように思ってしまいやすいのです。

これが、思い込みや勘違いの正体です。このようなことがあることを想定して心理テストをやっていただくと、むしろ出た結果に対してもっと深く分析したいという思いが出てくると思います。ここで出た結果を指針として、自己観察していくことで、さらに自分が持っている可能性を広げるキッカケができるでしょう。

多くの人は、自分がどのような気質・性質を持って生れてきたのかを知りません。そして多くの日本人は、人の心理やコミュニケーションというものの勉強をしてこなかったために、どのようにして人の個性が形成されていくのか、どのように自分の個性を伸ばしていけばよいのかなどについては、未だ手探り状態にあるといってよいのです。

そのため、多くは自分のことを「ごく普通で平均的だが、秘めた可能性を持っている人間である」と思っているために、他者も自分と同じように感じ、考えているのだろうと思い込んでいるのです。この思い込みや勘違い、そして誤解が、人と人とのコミュニケーションを難解なものにしているのです。

自分の本質（個性の核となっている生得的な気質や性質）にあるものを理解していると、他者とのコミュニケーションの際に、自分のコミュニケーションスタンスを始め、話し方の傾向性と癖、聴き方の傾向性と癖、思考順序の傾向性、対人対応の傾向性などを自覚することができます。

自分は他者に対して、どのように伝える傾向性や癖があるのか、相手の話をどのように受け取る傾向性や癖があるのか、そしてどのようにされるのが嬉しくて、どのようなことに嫌悪感を覚えるのかなどがわかれば、コミュニケーションの幅は一気に広がるのです。

自分は無意識に行っているつもりのことでも、他のタイプの人にとって嫌な思いをさせてしまうことを、意識的に抑制するだけで、スムーズなコミュニケーションが可能になり、よりより人間関係を築くことができるようになるのです。

2 自分の可能性を開く

1　気質・性質はその人が持っている資源

自分が本来、どんな性質を持っているのか？　それがわかれば、自分の可能性の扉を開いていくことができるようになります。

「可能性の扉を開く……」――そのように聞いても、あまりにも抽象的で、どのようなことなのか明確にはわからないかもしれません。

「自分の可能性を開くとは、目標を達成できる自分になる」と定義づければ、少しは理解しやすくなるでしょう。

目標といった場合、二つのものがあります。

●仕事の目標

●人格の目標

前者は、経営者として当然持つべき数値的目標であり、後者は人間として持つ人間の深みに対する非数値的目標です。

この二つは、両方とも非常に大切な目標です。それは「人格者であるが、事業はうまく

〔思考1〕　あなたのキャラクターは、どの類型でしょうか？

〔思考2〕　あなたのパーソナリティは、類型のプラスとマイナスのどちらの類型ですか？

〔思考3〕　どのような性質が、一番色濃く現れていると思いますか？

〔思考4〕　目標を達成するために、強く現れているパーソナリティやキャラクターの性質をどのように活用すればいいと思いますか？

〔思考5〕　目標を達成するために、パーソナリティやキャラクターの性質のどの部分を伸ばせばいいと思いますか？

〔思考6〕　目標を達成する上で、持っている性質の中で、どのような点に気をつけるべきだと思いますか？

いっていない」でも、「事業はうまくいっているが、人格はイマイチ」でも、幸せとは呼べないからです。しかし、両方の説明をしていくと、話が複雑になってしまいますので、ここでは前者の「仕事の目標」に重きを置いて、解説していくことにします。

自分の可能性の扉を開くとは、目標を達成できる自分になること。では、あなたも目標を達成するために、あなたは何をすればいいのでしょうか。

その答えを知るために、上の六つの思考をしてみてください。

可能性を開くもっともシンプルで効果的な方法は、すでに持っている性質を活用することです。とくに色濃く現れている性質を、強みに変えることができれば、そのままの状態で目標を達成できる自分になれるでしょう。

性質に良い悪いはありませんが、性質には長所や短所といったものもありません。活用の仕方（方向性）によって、長所にも短所にもなるのが性質なのです。

たとえば、短気であるというのは、一見、短所のように感じますが、時間のムダを防ぎ、何ごとも早め早めに取り掛かるというように活用すれば、それは目標を達成するための長所となります。諦めが早いというのも、何度も改めて計画を見直すというように活用すれば、長所にもなります。

今、自分が持っていないものを身につけたり、自分の足りないところを補ったりするには、手間・時間・コストなどがかかりますし、強いストレスを感じます。これはある意味、非効率的なやり方だといえます。しかし、今あるものを活用すれば、手間も時間もかからず、ストレスを感じることも少ないでしょう。

ですから、自分の性質を知り、その中でもっとも色濃く現れている一面（部分）を把握し、目標達成につなげるためにはどのように活用するかを考えるのです（これは、スタッフの能力を伸ばすときも同じように考えます）。

もし、今現在、もっとも色濃く現れている性質を活用して、目標達成につなげることができないとするなら、B案として、色濃くは現れていないのだけれど、すでに持っている気質・性質を目標達成のために活用できないかを考えてみてください。つまり、自分の持っている気質・性質の、どの部分を引き出すのかを決めるのです。

これも、色濃く現れていないとはいえ、すでに持っているものを活用するわけですから、自分が持っていないものを身につけたり、自分の足りないところを補ったりするのにくらべれば、手間・時間・コストなどは少なくてすみます。もちろん、ストレスもあまり感じることはないでしょう。

人間の気質・性質は、その人が持っている資源です。その資源を最大限に活かす方法で、目標達成していけるようにするのが、一番理想的な能力開発法なのです。

2　知識・経験の記憶が自己評価のベースとなっている

今後のことを考えたら、目標を達成する上で、持っている気質・性質の中で、どのような点に気をつけるべきなのかということについても、意を注がなければなりません。

気質・性質自体には、長所も短所もありませんが、中には目標達成する上で、好ましくない気質・性質もあるはずです。ただ、その気質・性質があるからダメだといっているわけではなく、そうした気質・性質も自分の中に内包していることを認識しておけば、必要のない問題やトラブルが発生しないように注意したり、弱点を補う協力者を探したりすることができるようになるのです。

ちなみに、セルフイメージによって、パーソナリティが変わるということを前に話しましたが、セルフイメージを変えていくことは、それほど難しいことではありません。セルフイメージを変える方法を知っていると、自分の持っている気質・性質をうまく使いこなせるようになりますので、少しセルフイメージの変え方について触れておきましょう。

セルフイメージが、潜在意識の持っている自分自身への評価であることは、すでに説明しました。人間の潜在意識の中には、個人の知識・経験をはじめ、原始の頃からの人間のすべての歴史までが入っているといわれています。ただ、原始の頃からの記憶の話をすると、あまりにも壮大な話になってしまうので、ここでは個人の知識や経験の記憶について、話をしていくことにします。

潜在意識の中には、その人間のこれまでの知識や経験が記憶されており、それを元に自分自身の評価をしているのです。そして、この記憶の中で、一番大きなウェイトを占めるものが「言葉」なのです。

たとえば、両親や友人や先生との関係は、潜在意識の中に記憶され、セルフイメージに大きな影響を与えますが、このような人間関係の中で記憶されるものの中心は言葉です。

あなたにも、忘れることができない深く傷つけられたひと言というものがあると思います。これは悪い例ですが、人間は言語をコミュニケーションの中心としていますので、言葉によって嬉しく感じたり、傷ついたりして、それが記憶に残っているのです。そして、褒められた経験が多い人は、その記憶を元に高い自己評価をし、けなされた経験が多い人は、その記憶を元に低い自己評価をすることになります。

潜在意識の中には、言葉以外の経験も記憶されているのですが、この記憶でも中心になるのが「言葉」なのです。

嬉しい経験をしたとき、頭の中で「嬉しい」と言語で考えますし、その経験に付随すること（たとえば、成功体験をしたときに「そうか、自分はできるんだ！」と思うこと）も、言語で考えているはずです。人間の思考は言語によって行われるため、経験が記憶されるときも、その実際にあったことが、映像のように記憶されるわけではなく、その経験を通して感じたことや考えたことが、言葉として記憶されるのです。

知識も言葉として記憶するものが中心となっています。たとえば、本を読むとき、人間は目にした文字を頭の中で言葉に変換しています（訓読）。言葉に変換せずに、文字だけを目で追っても、書かれている内容を理解することはできません。授業やセミナーを受けるときは、言葉で説明を受けていますから、言葉で記憶されるわけです。

また、自分の考えというものも、言葉として記憶されています。

3　セルフイメージは変えられる（アファーメーション）

このように、潜在意識の中に記憶されているものの中心は、言葉なのです。

蓄積された言葉によって、自分自身を評価しているということは、異なる言葉を蓄積していけば、自分自身を評価、つまりセルフイメージを変えることができるということになります。

たとえば、褒められた経験がないために自己評価が低く、自信を持てない人であったとしても、自分を認めてくれる人が現れて褒め続けられると、セルフイメージが変わり、自信を持った積極的な人となるのと同じです。

ですから、自分のセルフイメージを変えようと思うなら、自分の中に、自分がほしいセルフイメージにつながる言葉を蓄積していけばいいのです。そして、その言葉をかけるのは、周りの人である必要はありません。潜在意識は、誰が発した言葉であるのかは認識していませんから、自分で自分に向かって言葉をかけたとしても、セルフイメージは変わっていきます。これが、潜在意識を使った能力開発でもよく使われるアファーメーション（Affirmation）です。

アファーメーションは、自分で自分に積極的なメッセージを語りかけることによって、潜在意識のプログラミングを書き換え、夢や目標を明確に心に刻んだり、それらを達成できる自分になっていくためのもので、世界中の能力開発で使われています。

やり方は簡単です。毎日５分ほど時間をとり、ゆっくりリラックスできるイスなどに座って、自分自身に言葉をかけていくことで、自分のセルフイメージを変えていくことができます。

今まで、短所だと思っていた自分の気質・性質。でも、その気質・性質のことを短所だと決めたのは、誰でもなく自分自身です（たとえそれが、他人の評価からそのように考えるようになったとしても、認識したのは自分です）。自分の気質・性質を、目標達成のためにどのように活用していけばよいのかは、先ほどの六つの思考（160ページ）で書き出しましたので、それを元に、毎日5分、自身の気質・性質に対するセルフイメージを変えていけるように、アファーメーションをするようにしてください。

もし、自分が今まで、諦めやすいと思っていたなら「自分は目標を達成することができる。それは、こまめに計画を見直す慎重さを持っているからだ」と思い続けるのです。

アファーメーションをしていく上で、一番のポイントは、言葉に感情を乗せることです。たとえば、他人にかけられた言葉でも、笑いながら「嫌い」といわれたのと、にらみつけられながら「嫌い」といわれたのでは、心に与える影響はまったく違うものになります。感情が乗っていると、その言葉がそれだけ深く心の中に浸透するのです。

ですから、アファーメーションをするときも、感情を乗せることで、よりその効果を出せるようになります。感情を乗せるためには、自分の大切な子供や可愛がっている後輩に言葉をかけるのをイメージしながら、ゆっくりと噛み砕いて言い聞かせるように、アファーメーションをするとよいでしょう。

●病気や怪我をすることで健康を失った状態
・健康に対する不安
・治療法に対する不安
・自分の将来に対する不安
・経済的な不安

●医師よりも弱い立場
・健康・医療に関する知識の不足
・大切な健康を自分では取り戻せない
・医師に頼らなければならない

3 患者様の人間観察と留意点

1　患者様の心は普段の状態ではない

患者様（とくに新規の患者様）の人間観察をする際に、理解しておかなければならないことがあります。それは、患者様の多くが普段の状態ではないということです。

前述のように、表面に見える人となりは、その時の環境や立場によって、持っている性質の一部が強調されて現れます。環境や立場が普段の状態でないということは、普段と違う人となりがフォーカスされて、表面に現れやすいということです。

ちなみに、患者様を取り囲む環境や立場は、上のようになっています。

患者様は、今まで当たり前に手にしていた健康を失い、それに対して自分はどうすることもできない。そのため、自分は医師よりも弱い立場であると、自覚している状態です。

このような状態になると、人間は負の部分の性質がフォーカスされ、強く表面に現れるのが一般的です。たとえば、不安のため非常に悲観的になっていたり、逆に不安のために攻撃的になるといった具合にです。

この状態の患者様とコミュニケーションをとるためには、まずは普段の状態に戻っていただけるように、気配りすることが大切になります。そのためには、まず相手の話を聴く姿勢を持つことに心がけてください。きちんとした姿勢で話を聴いてあげるだけで、患者様は安心し、普段の人となりを取り戻しやすくなるのです。

●相手の話を聴くときのポイント

- 相手が話しやすいと思えるような態度を意識してとる
- 自分の先入観を除き、ニュートラルな心理状態で話を聴く
- 相手の話の内容や意図するところ、感情を正しく聴くようにする

2　質問で類型を判断する

このように、聴く姿勢を持った上で、患者様がどの類型なのかを探っていきます。探る方法としては、質問をし、その質問に対して、どのように答えるかを観

●類型を判断する質問例

- どのような症状ですか？
- その症状が出たときに、どんなふうに感じましたか？
- ご自身で考えられる原因は、何かありますか？
- ちなみにどこでこの医院を知りましたか？
- 治療を受けられることへの不安はありますか？　それはどんな不安ですか？

〔図表31〕　類型を判断する――質問と答えから

≪質問１≫　どのような症状ですか？

感情優先型：人を重視するこのタイプは、自分の今の気持ちを受け止めてほしい、共感してほしいという思いを持っています。そのため、自分自身の今の気持ち（感情）と症状をからめながら答える傾向があります。また、周りにも心配や迷惑をかけたくないというような思いを持っているので、自身の気持ち（感情）はストレートに伝えない傾向があります。

行動優先型：直感を重視するこのタイプは、事実や症状を明瞭・簡潔に説明をします。ただし、答えている途中で何かを思い出したり、ひらめいたりすると、そのことを話し始めるので、話が飛んだり、長くなったりする場合もあります。
また、医師が説明している際でも、わからない点や矛盾点などがあると、話をさえぎって質問をしてくる傾向があります。

思考優先型：こちらからの質問に対して、症状や症状が表われるようになった経路を、順序立てて答えてくれます。症状が出た原因と今後のことが気になるので、どのような原因でこのような症状が出たのか、この先どのような治療が行われるのかについて、あれこれ質問してくる傾向があります。

≪質問２≫　その症状が出たときに、どんなふうに感じましたか？

感情優先型：初めは経過を見ますが、だんだんとマイナスのイメージが広がり、不安がふくらむ傾向があります。

行動優先型：初めは自分自身で何とか対処して治そうとしますが、もうこれ以上は無理という段階になって、医院にくる場合が多くなります。
症状に対する不安は少ないのですが、早く治したいために焦りを持つ傾向があります。

思考優先型：初めは自分で症状を分析しながら、経過をみます。しかし、自分の考える経過と違うことなどが起きると、このままではダメだという気持ちで医院にきます。最終的にどうなるのか？という部分にフォーカスしているため、それにともなう質問などをする傾向があります。

≪質問３≫　ご自身で考えられる原因は何かありますか？

感情優先型：原因を細かく説明する傾向があります。しかし、不安感が大きいために、うまく説明できない場合も多くあります。

行動優先型：原因だと思われることを、自己診断して簡単に説明する傾向があります。

思考優先型：原因を問われると、その場であれこれ考える傾向があります。これは、自分で原因の分析を試みているからです。

《質問4》	ちなみに、どこでこの医院を知りましたか？
感情優先型	周りの人から評判を聞いた人が多く、優しい、ていねい、痛くないなどを判断基準にしている傾向があります。
行動優先型	できるだけ近いとか、交通の便がよいなど、自分が通院しやすいということを判断基準にしている場合が多いようです。
思考優先型	人に聞いたり、インターネットなどで積極的に情報を集めた人が多く、腕がよいなど、スペック部分を判断基準にしている場合が多いようです。

《質問5》	治療を受けられることへの不安はありますか？ それはどんな不安ですか？
感情優先型	今、現れている症状が自分の体にどの程度の影響を及ぼすのか、すすんだ場合、どのようになるのかなど、自分の体のことを心配するとともに、医師個人に対する不安（どのような人だろうか？という）を持ちやすいです。早く治して安心したいという気持ちが強いので、医師の人柄や技術に意識が向かいます。信頼すると全面的に治療をゆだねる傾向があります。
行動優先型	どんな治療法があるかよりも、治療時間、料金など具体的なことに不安を持ちやすく、納得するまでいろいろ質問してくる傾向があります。本人は、早く治ればよいという気持ちしかなく、治療方法に対する不安などは持っていない場合が多いようです。
思考優先型	具体的に、どのような治療方法があるのかを知りたがる傾向があります。その中で、一番ムダのない方法で治したいと思っているので、具体的な治療方法の説明に不十分な点を感じると、その点に不安を持ちます。

ていけばいいでしょう。

同じ質問でも、類型ごとに返ってくる答えの傾向は変わってきますから、患者さんがどのように答えるのかを観ることで、その人がどの類型なのかが見えてきます。

3　類型の特徴をチェックリストにする

〔図表31〕に質問例を書きましたが、これ以外にもそれぞれの医院の専門領域とするところがありますから、質問は無数に考えることができるかと思います。質問例を基本ベースとしながら、自分の医院で使いやすい質問を考えてみてください。各類型の説明部分と

〔図表32〕　各類型の特徴チェックリスト

◆感情優先型の特徴

- □ 医師・スタッフの意見や意向に逆らうことなく、その場で、いつも順応的な態度をとっている（慣れてくるとわがままが出てくる場合がある）
- □ 本来の自分を積極的に前に出すことなく、控え目に、医院や医師・スタッフを観察している（馴染むまで、本当の自分をなかなか出さない）
- □ 表立った批判や反発的な態度をとることは少ないが、人の出方をよく観察している
- □ 医師・スタッフに馴染むと、本来の屈託のなさが出て、世間話などをしてくる
- □ 付き合いでは相手の人柄を重視するために、環境や医師・スタッフに安心感を抱くと、とことん信用する（いったん信用すると、付き合いが長くなる）
- □ 如才ない態度で、誰とでも親しく話をするが、人の好き嫌いはハッキリしている
- □ 医師やスタッフの対応には敏感で、医院の雰囲気や対応の仕方などをチェックする
- □ 好奇心旺盛で、新しいものが好きなので、最新の治療・新サービスなどを好む
- □ 周りの人（医師・スタッフ・他の患者）に対して、失礼のない対応を心がけている
- □ 日頃から自己主張はあまりしないが、納得いかないことに対しては頑固になる

◆行動優先型の特徴

- □ 自分を飾ることなく、誰にでも気安く接するが、やや強引に物事をすすめるところがある
- □ 何事にも無頓着で、独りよがりの判断も多いが、義理人情には厚く面倒見がよい
- □ 表面的にはざっくばらんな態度をとっているが、医師・スタッフの態度や対応をよく観察している
- □ 是は是、非は非というスタンスを持っているため、言うことは言う
- □ 表面的には医師・スタッフに合わせている傾向があり、時にノリのよい行動をとることもあるが、警戒心は意外に強い
- □ 「待つこと」が嫌い。諦めが早いところがあるので、混んでいると帰ることもある。面倒臭いことは苦手（複雑な説明などに対しては苛立ちやすい）
- □ 待合室でじっと待てないで、新聞や雑誌を読んだり、他の人と話をしたりしている
- □ 基本は、自分は自分、他人は他人のスタンスをとっているが、困っている人や立場が弱い人に対しては、すすんで手を貸す傾向がある。
- □ 予約などに対しては、自分の都合を優先させるので、医院側の都合や論理は嫌う

◆思考優先型の特徴

- □ 対人的な気づかいが少ない傾向があるが、挨拶など礼儀には気を使っている
- □ 物事の取り掛かりは遅いが、いったん自分のペースをつかむと、最後まで根気強く取り組む
- □ 納得がいかないことに対しては、医師・スタッフの立場や状況を考えずに、とことん質問をする
- □ 自分のペースを重視しているので、時間のチェックはしっかりする
- □ 根っからの社交家ではないが、誰に対しても気さくな対応をみせる（どこかつかみどころがない印象とともにクールな雰囲気を持っている）
- □ あまり細かいことは気にしないが、医師・スタッフの感情や心理に対しては、細やかな気づかいをみせる
- □ 周りで何が起きようとも動じない神経の図太さを持っていて、他の人のことはあまり気にとめない
- □ 環境や人に馴染むまでに時間がかかる（臨機応変の反応や行動がとれない）
- □ 一定の枠組みや規則などには、縛られるのが嫌いだが、約束や時間はキッチリ守る

質問例に対する答えの傾向を見比べれば、どのような質問に対して、どのような答えをするのが、どの類型なのかは、考えることができます。

こうした質問をする以外にも、患者様の言動を観察することで、どのような類型なのかを判断できるように、次に各類型の傾向をまとめておきます〔図表32〕。この表にまとめた各類型の傾向を紙に書き出して、チェックシートをつくり、気がついた点をチェックしていくことで、その人がどのような傾向を持っているのかの把握がしやすくなるでしょう。

このチェックシートを、カルテと同じようにまとめ、初診後、どのように接し、どのように対応すれば、その患者様と円滑なコミュニケーションをとることができるのかを、スタッフ全員で共有できるようにしましょう。

4 患者様の類型別コミュニケーションのとり方

ここからは、患者様の類型別コミュニケーションのとり方に入っていきます。その際、次の点を知っていると、患者様と円滑で、しかも効果的なコミュニケーションがとりやすくなります。

(1) 治療に対して、どのような心理を持っているのか？
(2) その心理にどのように対応すべきなのか？
(3) 効果的なアプローチ（信頼されるアプローチ法）
(4) 納得させる説明の仕方（信頼を信用に変える説明方法）
(5) 類型別タブー（地雷を踏まないための知識）
(6) 類型別アフター（信用を揺ぎないものにするフォロー）

本書は「現場で実践し、効果を出せるもの」というのが、ひとつの目的になっています。現場で具体的に使うことができるように、この(1)〜(6)の項目について、類型別にひとつずつ具体的に説明していくことにします。

学ぶべきことが多いのですが、いっぺんに全部を覚えようとする必要はありません。ただ各項目に書かれている説明は、前述してきた「感情優先型」「行動優先型」「思考優先型」の三つの類型の傾向性を理解できていれば、同じ類型はすべて同じ傾向を持っているわけですから、非常に理解しやすくなると思います。


最初は、患者様の類型をチェックシートで把握し、来院される前に次項以下に示す各類型の「治療に対する傾向」と、「対応の注意点」にだけさっと目を通して、コミュニケーションをとるようにします。少しずつでも実践していくことで、自然に頭の中で整理されていき、使いこなしていくことができるようになるからです。

大切なことは、実践をした後にきちんと検証をすることです。この検証を積み重ねていくことで、相手を理解し、尊重することができるようになれば、最終的には人を類型化し、いちいちその対応方法を考えなくても、自然にコミュニケーションをとることができるようになります。そうすれば、多くの不安を抱えた患者様に対応することができますし、自分やスタッフの可能性を引き出すこともできるようになります。

初めは、難しく感じるかもしれませんが、効果的にコミュニケーションをとれるレベルを目指して、本書の内容を実践で活用するようにしてほしいものです。

5 患者様が感情優先型の場合

◆治療に対する心理の傾向

□ 自分だけ特別扱いしてもらいたいと思う（馴れた人に向けられる心理）
□ 自分が思ったように事がすすまないと、わがままや甘えがでやすい
□ 先生・スタッフからどう見られているのだろうかという心理と、自分のことを理解してほしいという心理が交錯している
□ 自分を信頼して、誠意を見せたり、協力体制をとってくれたりする先生・スタッフには、盲目的な信頼をおき、どうせ治療を受けるなら、人間として信頼できる先生・スタッフから治療を受けたいという思いが強い
□ 医師・スタッフの対応には敏感で、医院全体の雰囲気を常に気にしている。最新の治療を受けることに価値を感じる（他の人よりも特別であることを望む）
□ 治療方法・サービス・保証などについて、深く知るよりも、浅くてもいいのでいろいろな情報を欲する
□ 独特のこだわりを持ち、自分の価値観に合わないものは、周りの評価が高くても治

□ 療を受けたくないと考える（まったく未知なものに対しては抵抗を感じる）

□ 先生・スタッフに対する期待感が強く、じっと待っていれば、何かをしてくれるかもしれないと考えている（対人関係は受身の傾向が強い）

◆感情優先型への対応の注意点

□ 明るく親切で、患者様の感情を察したきめ細やかな対応を心がける

□ 慣れるまで自分の感情をあまり表には出さないが、好きな人と嫌いな人への対応は顕著に出やすいので、振り回されないようにする

□ 人を見る目には自分なりの尺度を持っており、好き嫌いの基準が明確。すぐに相手を判断する傾向があるので、とくに最初の時期の接し方に注意を払う必要がある

□ 真面目で謙虚な話し方を好む傾向がある

□ 話をゆっくり聞ける落ち着いた状況の設定と、安心できる環境設定を心がける

□ 家族ぐるみ（気心が知れている人）で話を聞いてもらえるような環境を設定すると、安心して心を開きやすい

□ 科学的な論拠（ＥＢＭ）や過去の事例などの統計データが豊富にあると安心する

□ 提供する治療・サービスについて、患者様の声など、多くの人の評価をまとめたデータがあると安心する

□ すすめる治療やサービスが、時代の先取りをしているものであることを証明する

　データや資料があると、その治療を選択しやすくなる

□医院・先生・スタッフの実績、キャリアデータが見えるところにあると安心する

□治療やサービスの価値、技術力などを裏づけるデータや資料があると安心する

□患者様の過去の治療経験や問題などを事前に問診表に記載してもらうと、理解してもらえていると感じる

□気心が知れるとワガママが出やすい傾向がある。できる範囲内での対応を心がける

□自分の話をじっと聴いてくれて、それなりの相づちを打ったり、関心を示してくれる先生・スタッフを評価する

◆感情優先型に効果的なアプローチ

□最新の様子など、世間話や身近な話から入る

□治療方法の技術的な部分だけでなく、歯科医師として自分個人がどのように考えているのかを説明する

□医院や治療のことだけでなく、医師自身のこともオープンに話す

□治療目標を最初に説明し、それに対して患者様本人に協力していただくことを、順を追って説明する（協力をお願いすると効果的）

□症状の解説や治療方法の説明に、模型や写真などを使ってわかりやすく説明する

□実際の症例を出して、患者様本人の意見を聞きながら説明をする

◆感情優先型にしてはいけないアプローチ

□いきなり治療の話を切り出すこと
□コミュニケーションに時間をかけず、歯科医師のペースで事をすすめること
□先生や医院のことをしっかり話さないこと
□誠意を感じることができない聴き方・話し方
□約束を軽視したり、守らなかったりすること

◆感情優先型が納得する説明の仕方

□まず自分の経歴、過去の実績、医院の使命や想いをさりげなく伝えながら、基本的には患者様の話をじっくり聴くようにする
□何かけなされたり、ケチをつけられたりしても気にせず、終始笑顔の明るい雰囲気を提供しながら、メリハリのある話しぶりで、要点はきっちり伝える
□紹介者の人柄を褒め、患者様に感謝の気持ちなどを伝える
□患者様の立場やプライドを傷つけないように、治療やサービスのアピールを行う
□治療やサービスに関する信頼性の高さと技術力の確かさをしっかり説明し、うそ偽り・誇張がないように心がける
□治療や治療後のアフターサービス・サポートの体制をしっかり説明する
□パンフレットや口での説明だけではなく、実際に手に取ってその場で使ってもらう

◆感情優先型へのタブー

□　建前ばかりで、なかなか本音をいわないこと
□　嘘をついて、その場逃れをしようとすること
□　患者様からの話しかけを無視すること
□　歯科医師自身のことを話さないこと
□　患者様のメンツやプライドを傷つけること
□　綿密な治療計画を求めること
□　何かと高圧的な態度・言動をとること
□　治療方法の急な変更や料金の見直しを求めること

◆感情優先型へのアフターフォロー

この類型の患者様からの要望に対しては、とくに親切・丁寧をモットーに対応することが大切になります。「あの先生に任せておけば安心だ」と思わせるような信頼関係を築き、キメの細かい治療・サービス・サポートを心がけるようにすることです。

サポートのすべてを、先生・スタッフにゆだねている傾向があるので、時々新しい情報を医院からの「お便り」などでお伝えすることを積み重ねていくと、磐石な信頼関係を築くことができます。この患者様に対しては、担当医師はもちろんのこと、「受付」の対応には、十分に気をつかうように心がけましょう。

6 患者様が行動優先型の場合

◆治療に対する心理の傾向

- □早く治したいという意識のほうが先行するので、治療を受ける心理抵抗は薄い
- □実用性・必要性・合理性を重視しているため、費用対効果を常に考えている
- □必要性や実用性を考え、必要性を感じない治療は受け入れたくないと思う
- □治療に関しては、その内容や費用など総合的に考えて判断するため、あくまで自分のスタンスを持って治療を受ける
- □一見、こだわりがないように見えるが、コストパフォーマンスを重んじ、自分の優位性につながるものを求めたがる
- □表面的には納得するような素振りを見せても、先生・スタッフを信用しない限り、明確な返答はしない（いくら魅力的な話でも判断は慎重）
- □自分の考えはストレートに伝えるほうなので、患者様としての感情はわかりやすい
- □何事も額面どおりに受け取るので、褒め言葉やおだてにはのりやすいが、意思決定は明確（ＹＥＳ・ＮＯがハッキリしている）

◆行動優先型への対応の注意点

□早く結論を知りたがる傾向があり、自分なりの解釈をしやすいので早合点が多い

□面倒見がよく、いつでも話を聴いてくれるような雰囲気を持っているが、基本的に興味のない話は右から左へ聞き流す

□腹芸ができるほうではないので、小手先の対応よりも、真正面から正攻法でいくほうが物事はスムーズに運ぶ

□信頼に対する信頼、反抗に対する反抗というスタンスを対人対応の軸に持っている

□何を聞かれても、その場で明確にＹＥＳ・ＮＯで答えられるようにしておく

□先生の知識や技術力を見切るまでは、表面的に合わせているが、見切るのは早い

□医院の治療やサービスの有効性・可能性を説明できるデータ・資料を準備したほうが信用されやすい

□意外に人の好き嫌いがあるので、同じことをいわれても、人によって対応が異なる

□治療やサービスに対するコストパフォーマンス意識が高いので、価格的な境界線を持って臨む（医院にとって都合のよいデータ・資料だけではなく、デメリットになるデータ・資料も用意しておく）

□小さなことにはこだわらないが、歯科医師としての、スタッフとしてのプロ意識は要求する（何を聞かれても、その場で１００％答えられるような専門的知識を持っ

て臨むことが大切）

□ 治療模型など、その場で手にしたり、見たりできる環境を整えていく（百聞は一見にしかず）

□ 表向きはジョークなどをいって相手を楽しませているが、内心は観察的で相手をよく見ている

□ 意外に猜疑心が強いほうなので、求められる可能性があるデータ・資料はすべて用意する

□ 機転が利いた対応やサービスには一目置くので、プラスアルファのサービス（保障制度など）を準備しておくと信頼されやすい

◆行動優先型への効果的なアプローチ

□ 嘘や隠し事なく、正攻法で正面からアプローチする

□ あいまいなことや抽象的なことは避け、本音で前口上なしに結論・核心から話す

□ 治療を受けることで、患者様が手にできるメリットを伝える

□ 写真や資料・データなどを使って心理的ショックを与える

□ 実際の症例を出して、意見を聞きながら説明をする

◆行動優先型にしてはいけないアプローチ

□ 前置きの長い話と、質問されていない必要以上の説明をすること

□アウトラインばかりを説明していて、なかなか本題に入らないこと
□いきなりなれなれしく話をしたり、説明をすること
□心理的な駆け引きをしながら、その人の本音を探ろうとすること
□治療方法を決めつけて話をすること

◆行動優先型が納得する説明の仕方

□患者様の要望に対し、効率性の高い対応で、治療完了までの素早さとサービス体制をアピールする
□治療・サービスの優れた点、有効性・実用性の高さをストレートに説明する
□技術力だけでなく、その付加価値やプラスアルファの優位性に関しても、数字を活用して説明する
□治療の意味や価値、将来性などを、裏づけをとってキッチリ説明する
□説明はポイントだけを押さえた箇条書き風で、項目ごとに質問を受け、次にすすむ方法をとる
□治療やサービスに関する問題点を指摘されたら、素直に聞いて、専門的に即解答をする
□治療やサービスのメリットとともに、その治療を受けないことのデメリットをしっかり伝える

◆行動優先型へのタブー

□ 質問に対する受け答えの反応が遅いこと
□ その場で即断即決できず、あいまいな態度になること
□ 結論をあいまいにして、話や結論を引き延ばすこと
□ 口先ばかりの話で、具体性は何一つない話をすること
□ 患者様が決定したことに対し、余計な口出しをすること
□ 恩着せがましい態度や言動をとること
□ この人の前であわてた素振りを見せること
□ 状況に即した臨機応変な手が打てないこと

◆行動優先型のアフターフォロー

直接会話をしながら、患者様の要望を聞き出したり、感想を聞いたりして、サポートしていくことが大切になります。また、問題や不満があった場合、すべて先生・スタッフに丸投げする傾向があるので、何らかのクレームを受けた場合は、間髪を入れないフォローで、即座に問題や不満を解消していくことを心がけてください。

定期的に健診の案内など、この患者様にとって役立つ情報や付加的なサービスを積極的にアピールしていくことで、この医院で治療してよかったという気持ちを持ってもらい、信頼関係を築くことができます。

7 患者様が思考優先型の場合

◆治療に対する心理の傾向

□ 先生・スタッフの考え方や、治療・サービスの本質を見極めてから判断するために、決断するまで時間がかかる

□ 治療・サービスに関しては、情報を集め、あらゆる角度から検証・分析して、多角的に客観的に判断しようとする

□ 自分の中で独自のこだわりを持ち、決断は周りの人に惑わされない

□ 自己の知的好奇心をくすぐるものには積極性を見せるが、それを取り入れるまでの判断は慎重で手堅い

□ すべてに確実性を求めるが、権威性の高い治療・サービスに対しては弱い

□ 知的好奇心旺盛で、使いやすい、わかりやすい、簡単なものなどに目が向く

□ 治療やサービスを判断するときは、医師やスタッフの人となりはもとより、医院の規模・品格・社会性などを重んじる

□ 自身の治療スタンスを明確に持っているため、話を聞いて納得した先生以外からは、

治療を受けたくないと思っている

□治療に関しては、医院や医師のペースよりも、あくまでも自分のペースですすめたいと思っている

◆思考優先型への対応の注意点

□行動の軸はあくまでも自分の考えなので、先生・スタッフの感情や態度に対して必要以上の注意を払わない（クールに見えるが話はきちんと聴く）

□計画的に治療をすすめたいと思っているので、事前に担当の医師から、時間、費用、治療計画、治療方法などを明確に説明しておくこと

□治療時間に関しては、毎回どのくらいの時間がかかるか、目安を伝えること

□自分のペースやスタンスを大切にするあまり、時にぶっきらぼうな対応をすることもあるが、基本的には真面目で几帳面なのであまり気を使うこともない

□治療やサービスの説明は、段取りよく段階的に説明できるデータ・資料を用意する

□一度の説明では納得しないことが多いので、患者様がじっくり検討できるだけの資料を用意する（できれば手渡せるものを準備する）

□医院や歯科医師の治療やサービスの独自性・創造性、他院との差別化などがわかるように、データ・資料をまとめておく

□権威的な裏づけ（博士・研究者・機関）を証明できる資料と、歯科医師のプロフィー

ルなど、社会的信用を裏づけられるデータを用意する

□　何を質問されても、完璧に答えられる専門性と、手抜きしない説明ができる心構えが大切である

□　即断しなければならないことでも、いったん頭の中で反芻する傾向があるため、一見わかりにくい人に見えるが、納得すると決断は早い

◆思考優先型に効果的なアプローチ

□　礼儀礼節に気を配り、要領を得た説明をていねいにする

□　説明をする場合は、順序立ててＡＢＣとキッチリ説明する

□　尊敬の念を持って接し、気がついたよい点は褒める

□　質問形式で話し、考えてもらいながら、情報を引き出したり、ゴールへと導く

□　時に「特別に……」などのフレーズを用い、一般的でないことを伝える

◆思考優先型にしてはいけないアプローチ

□　医院や歯科医師の都合で事をすすめたり、結論を求めたりすること

□　患者様独自のペースを無視し、短時間で結論を出させようとすること

□　患者様なりの手順を無視したアプローチをすること

□　なれなれしい態度で、ポイントをはずした長い話をすること

◆思考優先型が納得する説明の仕方

□基本的な礼儀をわきまえながら、ポイントを要領よく説明する

□患者様の考えもじっくり聴きながら、質問に一つひとつ答える形で、順を追いながら積み上げていくような説明の仕方を心がける

□医院の堅実さはもとより、先生・スタッフの誠心誠意な対応を伝えながら、不安な点があったら何でも質問してもらう

□質問には、要点を絞って詳しく説明することを心がけ、その場で不安を解消する

□治療やサービスに関しての価値・実績、治療の裏話、世間の評価などを専門的見地から伝える

□すすめる治療やサービスには、絶対的自信を持っていても、謙虚に、ていねいに、要領よく伝える

□一度の説明では納得したり、決断しないことを頭に入れながら、要請があれば何度でも説明する心積もりで臨む

□この治療やサービスに関しての専門家であることを認識してもらえるような説明の仕方を心がける

◆思考優先型へのタブー

□結論を急がせて、その場での即決を迫ること

□あれこれプライバシーに立ち入ること
□話のポイントを絞らず、いきなり飛躍させること
□プライドや知識・教養に泥を塗る言動をとること
□皮肉めいた口調で話すこと
□物事の全体像を話さず、部分的な話に終始すること
□その人の話を聞かず、一方的に話すこと
□明解な理由なく、時間的な束縛・拘束をすること
□会ってから間もないのに、妙になれなれしいこと

◆思考優先型へのアフターフォロー

この類型の患者様からの要望に対しては、電話で定期的に「何か問題はありませんか」と聞くくらいの気持ちを持ってフォローしていくことが大切です。キッチリとした完璧な仕事を好むので、不安や疑問を残さないように、患者様の考えや希望を聞くように心がけます。

この類型の患者様からの要望に対しては、「いつまでに」、そして「どのような方法で」対応することを約束し、必ずその約束を実行しましょう。日頃のこうしたフォローの積み重ねが患者様の安心を生み、信頼につながる結果となるので、面倒臭がらずにこまめに対応していくことが大切です。この患者様からは、手際のよいプロとして認識してもらえるようにしましょう。

8 自分を知り、相手を知り、その違いを知る

これまでの説明で、各類型の患者様がどのような特性と傾向を持っているのかは理解していただけたと思います。

「自分を知ること」「相手を知ること」「その違いを知ること」で、円滑なコミュニケーションをとれるようになることは、いろいろなケースを取り上げて説明してきたとおりです。

自分の類型が、どんな特徴と傾向を持っているのか？

自分の類型は、どんなコミュニケーション手法をとり、他の類型の人からはどのように見られているのか？

類型ごとに患者様が、治療に対してどのような思いや考えを持っており、それに対してどのように対応していけばよいのか？

これらのことがわかれば、単なるコミュニケーションではなく、より円滑で効果的なコミュニケーションをとることができるでしょう。

しかし、自分を知り、相手を知り、その違いを知り、どのように対応するのかを知ることは、円滑で効果的なコミュニケーションをとるためだけが目的ではありません。

〔図表33〕　ここまで学んだこと

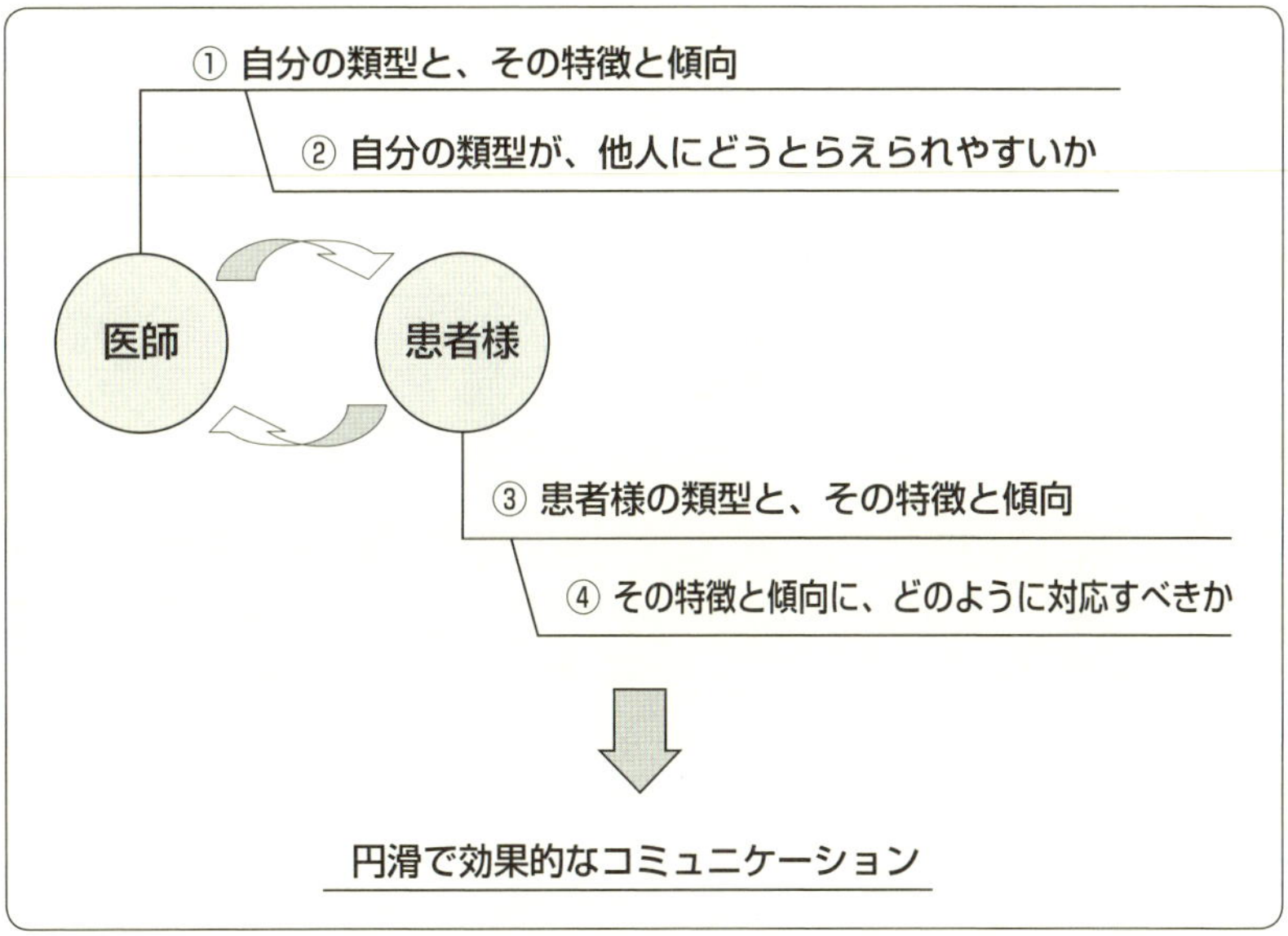
① 自分の類型と、その特徴と傾向
② 自分の類型が、他人にどうとらえられやすいか
医師
患者様
③ 患者様の類型と、その特徴と傾向
④ その特徴と傾向に、どのように対応すべきか
円滑で効果的なコミュニケーション

患者様の類型別の特性と傾向を知り、治療に対して持っている思いや考えを知ることは、実は患者様をよく知ることでもあるのです。

患者様が、なぜそのような表現をするのか、なぜそのような反応をするのか、なぜそんなふうに受け止めてしまうのか――そうしたことがわかることで、患者様が抱えている疾患や怪我だけでなく、人間として患者様のことが理解できるようになるのです。

私たち歯科医師は、常日頃、人間というものと接していながら、実際にもっとも深くかかわっているのは、患者様が抱えている疾患や怪我の部分です。

人間がいて、その人の人生があり、その人生という大きな流れの中の一部に、疾患や怪我と呼ばれるものがあります。ですから、本当は人間を観て、その人の人生と向かい合い、その上で疾患や怪我を改善する最善の方法を、患者様という人間と一緒に考えなければならないのです。それが、医療を提供する者の本来あるべき姿です。

しかし、日々の診察や治療の中で、疾患や怪我とばかり接しているうちに、近視眼的に患者様の疾患や怪我の部分しか見えなくなってしまっているのです。そのために、数値や症状でしか患者様を判断できなくなっている医師が多くなっています。

医療というものは、もっとも人間の人生と深くかかわる仕事なのですから、その医療を行う者は、患者様を人間としてとらえ、その人生に敬意を払う姿勢が必要です。そのためにも、患者様をよく知ることが大事なのです。

患者様を知ることができれば、患者様を人間としてとらえることができます。そのような感覚を持つことで、初めて患者さんに対して尊厳の念を持つことができるようになります。尊厳の念を持つことができれば、より深く患者様を理解し、よりよいヒューマンリレーションを築いていけるようになります。

9 スタッフとのコミュニケーションにも活用する

1　組織の力を最大限に発揮するために……

院内スタッフは、普段から仕事で接しているので、日頃の言動を「感情優先型」「行動優先型」「思考優先型」の三つの類型に照らし合わせてみれば、どのスタッフがおおよそどの類型なのかはわかると思います（もしわかりにくければ、図表33の心理テストを行ってください）。

スタッフを各類型に分類するのは、円滑なコミュニケーションをとるためばかりではありません。各類型に分類することで、組織の力を最大限に引き出すためでもあります。

組織は目的を持っています。ある組織にとっては、数値を達成するのが目的であり、ある組織にとっては、使命を果たすのが目的かもしれません。どちらの目標にしろ、経営者（院長）一人で達成することはできません。ですからトップは、その目標を達成できる組織を構築していかなければならないのです。組織とは、人間の集まりです。

トップアスリートが記録を達成するには、高いパフォーマンスを示す肉体が必要です。その肉体は各細胞からできていますから、細胞の力を最大限に引き出す必要があります。

組織づくりも同じで、アスリートの身体に当たるのが組織であり、細胞に当たるのが人間です。一人ひとりのスタッフが、目標を達成するために、自分の持っている可能性を引き出すことが重要で、これらのスタッフが、トップを中心として、ひとつの方向へ向かったときに、その組織は高いパフォーマンスを示し、目標を達成できるようになります。

そのために必要なのが、スタッフの類型を把握し、その能力を発揮できる仕事をしてもらうこと、目標を達成するために、スタッフの可能性の扉を開くこと、そして、トップとスタッフ、スタッフ間のコミュニケーションを円滑にすることなのです。

ですから、スタッフとのコミュニケーションは、単にスタッフと親密な関係や仲の良い関係を築くためのものではありません。

2　スタッフの類型を把握する目的とは……

●コミュニケーションを円滑にする（チームの一体化）

●スタッフの可能性を開発する

●適材適所の人材配置をする

これがスタッフの類型を把握する目的です。

たとえば、普段見ていると、非常に人に優しい性質を持っているAさんがいたとします。

しかし、その日のAさんを見ると、人に優しい傾向は見られず、逆に協調性がなく、非常に自己中心的な行動が多かったとします。そうした場合、単にその態度を叱るだけでいいのでしょうか？

もちろん、叱ったり注意を促したりすれば、Ａさんの態度は変わるかもしれませんが、そうした方法で、チームとして高いパフォーマンスを示すことができるのでしょうか？

答えは否です。大人ですから、叱ったり注意を促したりすれば、その態度は変わるでしょう。しかし、Ａさんがそうした態度をとった原因が解決されていませんから、表面的に見ている態度が変わったとしても、Ａさんのモチベーションが上がることはありません。そして、モチベーションが上がっていない状態で仕事をしたとしても、Ａさんは持っている能力を発揮することはできないでしょう。

個人が持っている力を最大限に出すのは、高いモチベーションを持って、気分よく働いてもらうことが必要です。細胞が元気でなければ、体全体も元気にならないように、個人のモチベーション（もちろん、全体目標達成に向けての）が高くなければ、組織全体のモチベーションアップもできません。

とくにトップが男性で、スタッフに女性が多い組織では、トップに注意されると、そのトップの前では態度を変えるものの、そのトップがいないところでは、他のスタッフに気分悪く接するということがよくあります。こうなると、スタッフ一人のモチベーションのダウンが、組織全体のモチベーションダウンにつながることになります。

3　パフォーマンスの高い強い組織を築く

スタッフに気分よく働いてもらうというのは、けっしてスタッフに媚びるということではなく、全体目標を達成するためにすべきことなのです。Aさんのような事例の場合、

●なぜAさんは、現在、そんな状態になってしまっているのか？

●その状態で、Aさんは気分よく働くことができるのか？（モチベーションは上がるのか？）

●Aさんの良いところを引き出してあげるにはどうすればいいのか？

というように考え、コミュニケーションをとります。そうすることで、Aさんの抱えている原因を解消してあげ、組織全体のパフォーマンスを高めることができます。それに、このようにコミュニケーションをとることは、Aさん個人にとっても、仕事にやり甲斐を感じて取り組むことができるようになり、幸せな状態だといえます。

このように、全体と個という両方の視点で見ながら、コミュニケーションをとっていくことが、パフォーマンスの高い、強い組織を築いていくことになります。院内コミュニケーションの目的が、目標を達成できる組織の構築にあることを忘れないでください。

ここまで「感情優先型」「行動優先型」「思考優先型」の各類型の特性と傾向を、視点を変えながら説明してきましたが、次に「感情優先型」「行動優先型」「思考優先型」の各類型で、仕事をする際にどのような傾向が出やすいかについて説明していくことにします。

10 感情優先型スタッフの傾向を見る

◆行動の傾向性

□何ごとも最初から全力を出し切らず、力を温存していく傾向がある
□環境への順応性は高く、融通も利くが未知の環境では人見知りしやすい
□何らかの行動をとるときや決断の際には、安全性・安心を重視する
□意思決定・行動への取り掛かりが遅い
□時間的な制約などで束縛されることを嫌う
□少し取り組んでから、少し距離や時間をおくという行動をとりやすい
□自分のインスピレーションや感覚を信じて動く
□状況が悪くなったときには、辛抱強く次の展開を待つ
□自分で一旦決めたことに対しては、強情に貫くところがある
□不平不満は直接いわずに、自分の中に溜めていく
□自分からすすんで先頭に立ったり、先手を打って行動したりすることを控える
□自分の好意や誠実さを、周りの人に認識してもらっているかを確認したがる

◆人や社会に対するスタンスの傾向性

□ 誠心誠意に対応していくことを基本としている

□ 周りとうまく調和をはかりながら、その中で粘り強く頑張る

□ 相手から働きかけてくるのを期待して待っている

□ 聞かず、しゃべらず、黙ってしてくれる対応を尊重する

□ 目上の人に対しては、一応服従した態度をとり逆らわない

□ 基本は礼儀正しいが、慣れてくるとあれこれお節介が出る

□ 和気あいあいや賑やかな雰囲気が好きで、孤立するのを嫌う

□ 新しい環境や人に対しては、慎重で、時間をかけて馴染むように心がけている

□ 人間関係のバランスには、日頃から注意を怠らない

□ 環境や人に慣れると、ハッキリものをいうようになる

□ リーダーシップをとるときは、立場や面子、社会的信用などにこだわる

□ 人間関係のきっかけを相手に一任するところがあり、自分からはあまり動かない

◆反応の仕方や受け止め方の傾向性

□ 自分の感覚に合ったものや人だけを受け入れていく

□ 未知のこと、もの、人に対しては慎重

□ 人の言うことに対しては、とりあえず聞いておこうという心理

□小さいことであっても、人がかかわることはあれこれ考える
□人が気づかない細かなところまで気を回して考える
□日頃は控え目だが、ちょっとしたことで感動する
□感覚的に受け止める傾向が強く、あまり理論的ではない
□人の心情に気を配ろうとするので、気苦労になりやすい
□相手を尊重しようとするあまり、相手に順応的な態度をとりやすい
□憧れ・期待感・夢などを持ちやすいが、過去のことにこだわる
□自分を表現するのが苦手のため、時に煮え切らない態度をとる
□自分の意見をはっきり打ち出そうとしないため、時に優柔不断に見える

◆話し方のスピードや会話の傾向性

□まとまりのある会話は苦手で、論旨が不明確になりやすい
□念を押しながら、繰り返して同じことをしゃべる傾向がある
□普段は、しゃべるより聞き手に回ることが多い
□おしゃべりは好きだが、相手は限定される（慣れると愚痴が出る）
□要点を絞って説明するのは苦手で、つい話がそれる
□前置きを入れるので、話が長くなりやすい
□話し合いを大切にしているので、親しい人との会話や会議では口数が多くなる

□慣れた人の前では、直接的な表現が多く、毒舌になる傾向もある
□自分の気持ちを相手にわかってもらおうとするので、ややくどく聞こえる
□自分の心情や心理を言葉でうまく表現することが苦手
□親しい人とのたわいのない話（世間話など）を好む

◆重視していることの傾向性

□人生においては、堅実に生きること、着実に歩むことが大切だと思っている
□楽しく、安心して生活することを人生の基本にしている
□理想や夢は大きいほど価値があると考えている
□謙虚は美徳だと考え、何よりも信用を大切にしている
□社会の一員としての立場を守り、堅実に生きようとする
□自分の過去から積み上げた経験値を大切にする
□自分の勘やインスピレーションは尊重する
□未来の可能性を求め、粘り強く着実に生きようとする
□周りの人とのコミュニケーションや人間関係を何よりも大切に考える
□自分は人のために生きているという、自己犠牲感を大切にしている
□精神的な安心感を重要視し、律儀さや正直さが大切だと考える
□未知の人との出会いや新しい情報・商品などに対して、期待感を持つ

11 行動優先型スタッフの傾向を見る

◆**行動の傾向性**

□ 行動スピードはあるが、飽きやすく、切り替えも早い
□ 早合点しやすく、思い込みの行動が多い
□ 競争相手がいると、負けたくないという気持ちが沸々と湧いてくる
□ 用心深いところもあるが、調子に乗ると無茶な行動もする
□ 依存心は少なく、自分で何でもやろうとする
□ 好奇心旺盛で、いろいろなもの、こと、人に興味を示す
□ 心理的駆け引きが上手で、話の裏をつい読んでしまう
□ じっとしているのが苦手で、いつも何かしらの動きをしている
□ 面倒臭いこと、複雑なことを嫌い、何ごとも内容を単純明快にしたがる
□ せっかちで待つのが嫌い。そのため結論を急ぐ傾向がある
□ 成果重視の直線的な行動が多く、急がば回れ的な行動はしない
□ ムダを嫌い、必要性や有効性を行動基準の軸におく

◆人や社会に対するスタンスの傾向性

□ざっくばらんで気兼ねのいらない対応を好み、自身も心がける

□自身の可能性を広げることに対しては、積極的な取り組みを見せる

□自分を必要としてくれる人には親切で、面倒見もよい

□義理人情を大切にし、自分の好意を相手に直接的に示そうとする

□人から同情されること、哀れまれることなどは徹底して嫌う

□肝胆相照らすことで、お互いの信頼感が高まると信じている

□好奇心旺盛で、新しいこと、ものに対しては、意欲的に取り組む

□中途半端なこと、抽象的なもの、あいまいなものなどは徹底して嫌う

□自分は自分らしく、相手は相手らしくあるべきだという態度をとる

□その場の状況に即した行動をとるのがうまく、臨機応変な対応ができる

□置かれた環境の中で自分の役割、自分の出番を見つけている

□ギブ&テイクを基本にしており、お互いにメリットがあるようにしようとする

◆反応の仕方や受け止め方の傾向性

□気が短く、結論から先に聞きたがる

□即断即決を信条としているために、グズグズすることを嫌う

□本能的な直感力を備えているため、危機管理力は高い

□ケースバイケースの条件的な判断をしながらすすんでいく
□是非の基準がはっきりしているために自己主張しやすい
□興味を示したことには機敏に反応をするが、興味がないことには無頓着
□自分が取り組むもうとしていることに対する妨害には、徹底的に対抗する
□行動力が旺盛だが、その裏にはつねに飽きっぽさが同居している
□一見、強引に見えるが、意外に用心深く、細部にわたって慎重である
□気分屋の一面を持ち、態度の転換も早い（あっさりした一面を持つ）
□どんな状況や環境下でも、可能性を見出して挑戦すべきだと考えている
□複雑な問題への追求が苦手で、限界点を超えると、精神的に苛立ちを覚える

◆話し方のスピードや会話の傾向性

□せっかちで結論を急ぐため、単刀直入な話し方になりやすい
□気分が乗ったり、夢中になったりすると早口になる
□何にでも白黒をつけたがるため、あいまいな話や抽象的な話は嫌う
□急いでいるときは、思いつきを言葉にする
□意思や意図は表現するが、心理はあまり表現しない
□相手の反応を見ながら、うまく話を合わせていく
□方法論より結果を重視しているので、微妙な表現は苦手だ

□気分が乗ると、つい話を大きくふくらませてしまう傾向がある
□遠まわしな表現、回りくどい表現は苦手だ（歯に衣着せぬ発言をする）
□簡単明瞭で、わかりやすく、ユーモアを含んだような表現を好む
□一つのことを起承転結で話すのは苦手で、話題があちこち飛びやすい
□会話のきっかけを作るのはうまいが、その後、詳細に説明するのは苦手にしている

◆重視していることの傾向性

□こと、もの、人を判断するときは、自分の目や勘を重視する
□相互に利益やメリットがあるかどうかを考える
□社会的正義感を重視し、強きをくじき弱きを助ける行動をとる
□環境においては、自分の不満の有無、不利な条件の有無を重視する
□主観的な判断のみではなく、客観的な判断にもとづいた必要性の有無を考える
□試行錯誤しながらも、地道に努力・忍耐を重ねていくこと
□現実的・効果的で、有効性があるものを重視する、空論よりもまず実行
□勝ち負けにこだわり、自己の優位性を保つこと
□自己の肉体改造などフィジカルな面
□何ごとも自分から働きかけていく行動力と積極性
□複雑なことを工夫して簡素化したり、単純化したりすること（わかりやすくする）

12 思考優先型スタッフの傾向を見る

◆行動の傾向性

□ 慣れていないことや院長に対する対応などでは緊張する傾向が強い
□ 几帳面で堅実な行動を心がけている
□ すべてのことに自身が納得してから動く
□ 物事に取り掛かるまで時間がかかる
□ 無理してまで行動しようとは考えない
□ 他人の目や一般常識には、あまりとらわれずに行動する
□ 束縛されたり、抑圧されたりするのを嫌い、あくまで自分のペースを守る
□ 全体像がしっかり把握できてから、行動を起こす
□ 優先順位や価値を考えてから行動の計画を立てる
□ 行動を起こすまでに時間を必要とするが、納得してからはあまり迷わない
□ 周りの環境に左右されることなく、あくまでも自分が立てた計画どおりに行動する
□ ペースを乱されるのが嫌いで、急な対応や臨機応変な動きは苦手

◆人や社会に対するスタンスの傾向性

□ 他の人とは違った独創性を好む

□ 依存心を持つことは少なく、あくまで自分のことは自分でする

□ 社会的な習慣や礼儀を重んじているが、それに縛られることはない

□ 社会に対しては一歩引いたスタンスをとっていて、やや孤立的なところがある

□ 人は人、自分は自分というスタンスを崩さないいため、他者のことには冷静

□ 情報に惑わされることがないよう、自分の経験を基準に考える

□ 人からの不平不満に対しては、じっと嵐が過ぎるのを待つ態度をとりやすい

□ 自分のポリシーに合ったものだけを好み、こと、もの、人の好き嫌いも明確

□ 依頼するときは、細かく指示をせず、結論や結果を相手に任せる態度をとる

□ 自己の判断を押しつけるよりも、相手の決断を待つ対応と態度をとる

□ 自分の考えを優先し、人の意見を簡単に取り入れない頑固さを持つ

□ 世の中のことに関しては、無理がないよう、つねに調整的な対応をとる

◆反応の仕方や受け止め方の傾向性

□ 感情をあまり表に出さす、淡々とした反応をする

□ 自分のペースを崩さないことをモットーとしているので、周りの反応に騙されない

□ 常にどこかで、何かを考えている

□世間体や周りの評価などは、あまり気にしない
□知的好奇心は旺盛だが、意味の発見や全体像を考えるため反応は鈍く、遅い
□自分の考えや方針をまとめるまでは慎重
□真面目で知性的だが、どこか緊張感が漂っている印象を持たれやすい
□環境分析と自己診断による見積もりをしてから取り掛かる
□自分の中で意味づけができるまで、観察とシミュレーションを繰り返す
□社会的な価値観を重視し、そこから正しいものを考える
□その場に応じた敏感な反応は苦手。そのため後手に回ることもある
□じっくり熟考することが多いため、優柔不断に見られやすい

◆話し方のスピードや会話の傾向性

□挨拶などの儀礼はていねいで律義
□話始めるとよくしゃべるが、間に対しての反応は遅い
□論理的で、起承転結がハッキリした話し方をする
□表現力が豊かで、乗ると長時間でも平気でしゃべり続ける
□反復してしゃべる傾向があるので、会話がくどくなりやすい
□自分と他人を意識してしゃべるので、時に説教的になりやすい
□理論的な会話が好きなので、回りくどい表現になる

□自分の心情や感情を表現することは苦手で、なかなかうまくしゃべれない
□直接的な表現を避ける話し方をするため、何が言いたいのかわからない時がある
□プロセスを重視する話し方なので、会話の中途半端な幕切れは嫌う
□時に皮肉な表現を交えて、批判的な言い方をする
□問いに対する反応は遅いが、話しだすとよくしゃべる

◆重視していることの傾向性

□他の人とは違った生き方や自分独自の人生観
□何かするときには、安全性と可能性を重視する
□周りの動きに惑わされないよう、冷静さとクールさを大切にする
□自分がしたことに社会が賛同してくれるかどうかということ
□自分と同時に他の人の価値観や人間性
□感情移入せず、人はつねに評価できる位置に置くこと
□社会の要求に応えることができるのか、どうかを重視する
□秩序を守り、堅実的であるか、安全確実であるかということ
□自分自身のスタンスやポリシー、物事の筋道とプロセス
□与えられた時間と機会
□知識・知恵などの知的財産

13 強い組織をつくるためのコミュニケーション法

経営者の方とお会いすると、人に関する悩みを持っている方がたくさんいます。その悩みは「経営者が意図しているところを理解してくれない」「業務に対する真剣さが足りない」「自分のことしか考えていない」「自分勝手な行動が多い」など、さまざまです。

私も以前、同じように悩んだことがありましたから、その気持ちはよくわかりますが、あることに気づいたときから、コミュニケーションのとり方が変わり、スタッフが変わりました。そのあることとは「世の中には経営者と雇用者しかいない」という事実です。

ここでいっている「経営者」と「雇用者」とは、社長と従業員というような社会的な立場の意味ではありません。「経営者」とは、自分の人生やそれに関係するものを、自分でコントロールしようとし、その責任も自分でとろうとする価値観を持っている人のこと。つまり、自分の人生の経営者です。そして雇用者とは、自分の人生やそれに関係するものを、自分でコントロールしようとしないし、責任もとろうとしない価値観を持っている人。つまり、自分の人生の雇用者になっている人のことです。

経営者は、人生をコントロールしようとしますから、リスクにもチャレンジしようと考えます。雇用者は、リスクにチャレンジするよりは安定を求め、自分の手が届く範囲内で生きていこうとします。このように、経営者（類型）と雇用者（類型）では、まったくの正反対といってもよい価値観を持っているのです。そして、世の中で、実際に組織の経営者になっているのは、圧倒的に経営者としての人格と価値観を持っている人です。

そのため、経営者の言動は雇用者に理解しづらく、雇用者の言動は経営者に理解しづらいのです。もし、経営者と同じように考え、責任を持って業務に取り組むことができるのなら、その雇用者はすでに経営者になっているはずなのです。

人間は、どうしても自分と同じように相手も考えるものだと思ってしまいます。自分と他人が別の人格や価値観を持っているとわかっていても、自分の当たり前を他人の当たり前と思ってしまいます。私自身も、自分の考えが非常に一般的だと思っていたために、スタッフのことが理解できないし、スタッフにも理解してもらえなかったのです。

では、経営者と雇用者は理解し合うことができないのでしょうか？

そんなことはありません。お互いの立場を理解し、その違いを知った上でコミュニケーションをとれば、理解し合うことは十分可能です。院内スタッフも大人であり、そして大人としての理解力と良識は持っています。ですから、お互いの立場を理解した上で、経営者として医院をどうしていきたいのか、患者様にどのようなものを提供したいのか、業務を通じてスタッフにどうなってほしいのか……などをきちんと伝えていくことで、経営者の想いや希望を共有することができるようになります。

そして、高いパフォーマンスの組織をつくるためには、経営者の想いや希望を共有するだけでなく、個々のスタッフの能力を引き出す（可能性の扉を開く）ことも大切です。

そのためには、次の三つのことを必ず行ってください。

(1)　スタッフを人間観察する

(2)　スタッフ個々人の類型を把握する

(3)　各類型の仕事上に現れやすい傾向を知る

これらの確認をした上で、前述の「自分の可能性の扉を開く」のところで思考したことと同じことを考えるのです。つまり、

★思考１：スタッフのキャラクターはどの類型か？

★思考２：スタッフのパーソナリティは、プラスとマイナスのどちらの類型か？

★思考３：どのような性質が、一番色濃く現れているのか？

★思考４：目標を達成するために、強く現れているパーソナリティやキャラクターの性質をどのように活用すればいいと思うのか？

★思考５：目標を達成するために、パーソナリティやキャラクターの性質のどの部分を伸ばせばいいと思うのか？

★思考６：目標を達成する上で、持っている性質の中で、どのような点に気をつけるべ

きだと思うか？

院内スタッフは基本的に大人です。きちんと説明すれば、わかってくれます。

スタッフが、現在、どのような傾向を持っているのか？

その傾向の中で、どのような部分を高く買っているのか？

チームとして目標を達成するために、どのような性質を伸ばしてほしいのか？

そうした傾向を伸ばすことが、スタッフ本人にとってどんなメリットがあるのか？

きちんと説明すれば、わかってもらえます。スタッフが本当に欲しているのは、仕事をすることの意味であり、仕事を通して自己成長（自己完成）をしたいと考えているのです。

仕事をすることで、何を達成できるのか？

それで、自分は何を手に入れることができるのか？

このような仕事をする意味がわかれば、仕事をすることに対するモチベーションが上がるだけでなく、自分自身を変えていこうとするようになります。そして、直接アドバイスをする以外にも、本や研修会・セミナーをすすめるなど、スタッフの人となりをつくっていくために、経営者としてできることはあります（もちろん、能力やスキル面を高めるためにすすめるものもあります）。これらも、立派なコミュニケーションです。

このようなコミュニケーションをとっていくことで、スタッフの持っている可能性を広げて、強い組織をつくっていくことができるのです。

14 強い組織をつくるための思考法

1 「創」「攻」「守」が強い組織の条件

強い組織をつくるためには「創」「攻」「守」の三つの類型がそろっていることが必要だといわれています。

「創」は創造で、新しいものやシステム・サービスを創っていく人。

「攻」は攻撃で、営業力など外へ打ち出していく機動力を持っている人。

「守」は守備で、人・システム・権利などを管理し、守っていく人。

組織に「創」「攻」「守」の類型が必要であることの面白い逸話があります。

カラオケといえば、今では世界中に普及している代表的な娯楽のひとつです。カラオケは、１９７１年に、神戸のある会社で第一号機がつくられ、気軽に音楽を楽しめるものとして、全国に展開して、売上げを伸ばしてきました。

カラオケを開発した日本人は、１９９９年にアメリカの週刊誌『タイムス』において、「今世紀もっとも影響のあったアジアの20人」にガンジー、毛沢東らとともに選ばれているほどです（開発者は２００４年にイグノーベル賞の平和賞も受賞しています）。

世界的な文化になっているカラオケと聞くと、その使用料だけでも非常に大きな収益を得ている会社だと思うかもしれませんが、そうではなかったのです。というのは、この会社がカラオケの特許をとっていなかったからです。

この会社には、カラオケという新しいものを創る人（創造する人）がいて、それを全国に展開していく人（攻撃する人）がいたのに、残念ながら、せっかく創ったものを守る人がいなかったため、兆単位の使用料を手にすることができなかったのです。

これは極端な例ですが、しかし「創」「攻」「守」がそろうことでバランスがとれ、強い組織ができるのは間違いないことです。

この「創」「攻」「守」に「感情優先型・行動優先型・思考優先型」を当てはめると「創≒思考優先型」「攻≒行動優先型」「守≒感情優先型」となります。つまり、医院の組織をつくるときも、感情優先型・行動優先型・思考優先型をバランスよくそろえることが大切だということです。

2　類型のバランスがとれた組織づくりを

あなたは、新しく人を採用する際、履歴書に書かれているスキルや能力、職歴といった、いわば人間のスペック、話をしたときの雰囲気を雇用基準にしていないでしょうか？

もしそのような基準で、採用する人を決めていると、理想的な組織をつくることはできません。その前に、あなたの医院では――

●現在、どの類型の人が多いのか？

●その結果、どのような組織になっているのか？

●どのような組織をつくりたいと思っているのか？

●そのためには、どのような傾向の人間が必要なのか？

こうしたことを考えた上で、スタッフとしてのスペックの部分や、話をした雰囲気を観ていくことが大事です。

たとえば、スキルや能力に大差なければ、自分が面接等で話をしてみて、雰囲気がよかった人を採用するという先生が多いようです。しかし、これでは、組織に同じ類型の人ばかりがそろうようになります。同じ類型の人間同士は、相手のことがよくわかりますし、話をすると相手に共感することができるので、雰囲気をよく感じてしまうからです。

確かに、友人関係のような、私生活を一緒に過ごすなら、同じ類型のほうが気が置けますから、安心できるし落ち着けるし、楽しいでしょう。しかし、採用の目的は、仲良し集団をつくることではなく、目標達成していける組織をつくることにあります。その目的を達成するためには、雰囲気だけで決めてはダメなのです。もちろん、スキルや能力だけで決めても危険です。高いスキルや能力を持った人がそろっているのに、チームが一体化しないために、業績を伸ばせないでいる医院の例もけっこう多くあります。

以前、私がアドバイスした医院では、感情優先型の院長が面接をして新規採用をしてきた結果、同じ感情優先型の人が多い組織になっていました。医院の中はみんな仲が良く、職場の雰囲気は和気あいあいとしていました。しかし、院長の希望を聞くと、新しいことをドンドン取り入れていけるような組織にしたいと考えているとのこと。そこで、組織を活性化させるために、新しく採用する人は行動優先型にするようアドバイスをしました。

行動優先型は理想主義で、理想を掲げ、次々に目標を立てて、それを実践していく行動力があります。そして、行動優先型の人間は感情優先型の人間を動かしやすいですから、組織が円滑に機能し、活性化していきます。

新しく人を採用する場合、自院の現状を正しく分析し、理想的な組織にするために、どのような傾向を持った人を採るのかを考えてから、採用を決めることが大事なのです。

現在ある組織を、目標を達成できるような組織にしていくためには、スタッフ個々人が持っている気質・性質を活かせるような仕事の割り振りをしていきます。その人の気質・性質を活かせる部署に配置するのが一番理想ですが、少人数の医院では、そんなに都合よく人事配置をすることはできません。そうした場合でも、普段の業務はやむを得ないとしても、それ以外の業務、たとえば患者様へ説明する、ミーティングの資料をつくる、書類を整理するなどの業務を、その人の傾向に合わせて任せるようにします。

自分の持っている気質・性質（特性）を活かせる仕事は、その仕事をやっている本人にとってやりがいがあり、楽しさを感じます。それに、そもそも高いクオリティの仕事をしますから、それだけでも、組織のパフォーマンスが上がるのです。

3　気質・性質の類型の優勢と劣勢の関係を考慮する

また、組織内の命令・伝達というコミュニケーションを円滑にするためには「感情優先型」「行動優先型」「思考優先型」のサーキュレーションの法則（優勢と劣勢）を考えるようにします。これも、前述したことですが、「感情優先型」「行動優先型」「思考優先型」の三つの優勢と劣勢の関係は〔図表27〕のようになっています。

感情優先型は思考優先型に強く、思考優先型は行動優先型に強く、行動優先型は感情優先型に強い、という関係にあります。ですから「感情優先型→思考優先型→行動優先型→感情優先型……」という順番で命令系統を構成すれば、スムーズで正確に伝わるようになります。

もちろん、組織内のすべての人事配置をこの順番でそろえていくのは不可能かもしれません。しかし、この優勢と劣勢の関係を知っておけば、スタッフの誰かに伝達・命令事項があるとき、誰を介せばスムーズに伝わるのかがわかるし、何か小さなチームでプロジェクトや業務を遂行するときに、誰を中心に据えればいいのかもわかります。このように、個々人の性質の傾向を考慮した人材採用・人材配置・業務分担・命令系統にしていくことで、高いパフォーマンスを示す組織をつくっていくことができるようになるのです。

第6章

コミュニケーションスキルを高める

1 コミュニケーションスキルを知る

ここまで学んできたコミュニケーションアビリティを実践し、より円滑で効果的なコミュニケーションをとっていけるように、この章ではより具体的なコミュニケーションスキルについて話をすすめていくことにします。

〔図表34〕 コミュニケーションスキル

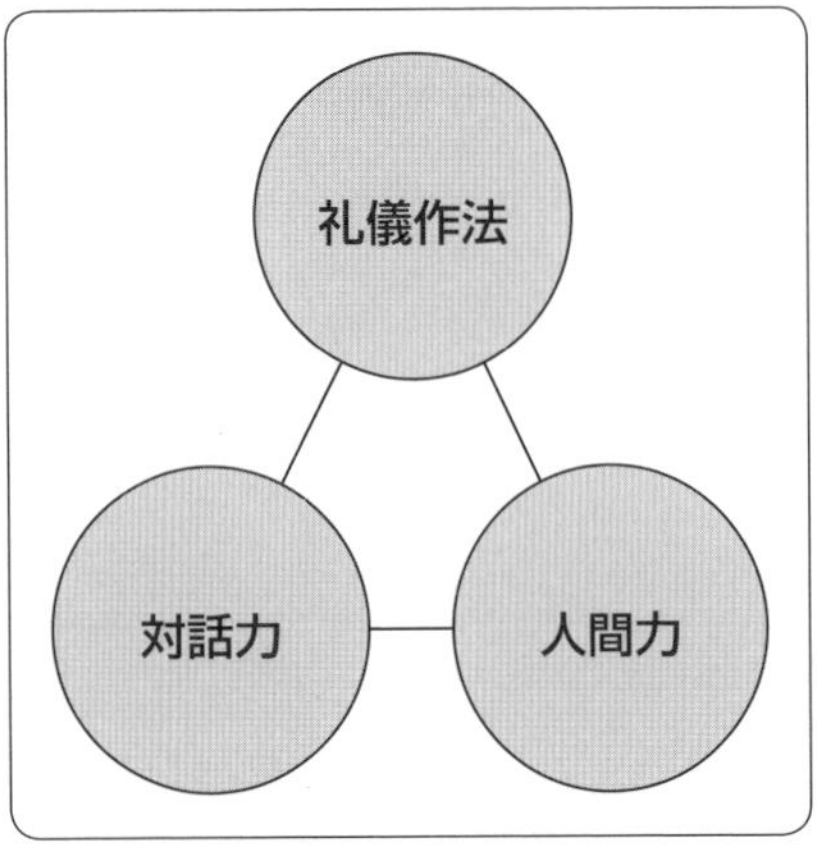

より具体的で、実際にすぐ使えることに重きを置いて説明していきますが、非常にシンプルで、中にはごく当たり前に感じることがあるかもしれません。しかし現実には、その当たり前のことすらできていない人が多いのです。しかも残念なことに、この傾向は医師と呼ばれる人の間に広く見られます。

コミュニケーションスキルについては、日本では主にビジネスに活用するために、多くの本が書店の棚を飾っています。そして、さまざまな技法が、さまざまな表現でまとめられていますが、私は基本的にコミュニケーションスキルは、次の要素で構成されていると考えています。

まず「礼儀作法」です。実際のコミュニケーションは、まず挨拶から始まるといっていいでしょう。礼儀作法（マナー）ができる人は、人柄のよい人として認識され、この人柄で大切な第一印象が決まってしまうのです。

次に「人間力」です。ここでいう人間力とは、自分のことをきちんと理解し、自分をコントロールすることができる力のことです。

自分を理解し、コントロールすることができれば、相手を受け止め、相手の立場に立って考えることは、難しいことではありません。相手の立場に立つことができれば、相手の意図することや、その心情を理解することができるようになります。ですから、現場でコミュニケーションをとろうと思うなら、人間力を持っているどうかが、非常に重要なことになりますし、人間力を持つことで、相手と信頼関係を築くことが容易になります。

そして「対話力」です。相手から聞き出すことのできる姿勢。自分の考えを的確に伝えることができる力。お互いを理解し、話題や心情を共感していける力が対話力です。

この三つを理論づけし、技術または知識としてまとめたものが、私のいうコミュニケーションスキルです。この三つの中で「人間力」については、ここまでの話で理解していただけたと思いますので、次項からはそれ以外の二つに重点を置いて説明していくことにします。

2 コミュニケーションのスキルアップを

コミュニケーションに限らず、スキルアップをしようと思うなら、〔図表35〕のような成長プロセスを踏むことです。

スキルアップは、まず現状を把握することからスタートし、次に理想を明確にします。つまり、現在地と目的地を確認するのです。

そして、現在地から目的地へ行くために、どのようにすべきなのかという仮説を立て、それを実行します。うまくいったものはそのまま実践し、うまくいかなかったものはその原因を分析し、再度仮説を立てます。これを繰り返していくことで、スキルアップは確実になされていきます。結局、スキルアップのポイントは、この成功のプロセスをできるだけたくさん繰り返すことです。

仮説を実行し、成功すれば仮説が正しかったことになり、その正しい仮説を実践していくことで、スキルアップされていくことになります。スキルアップできたら、さらに新しい成長を目指して、理想を持って新しい仮説を立ててチャレンジします。

失敗したとしても、落胆することはありません。失敗は「あなたがダメ」ということで

〔図表35〕　成長のプロセス

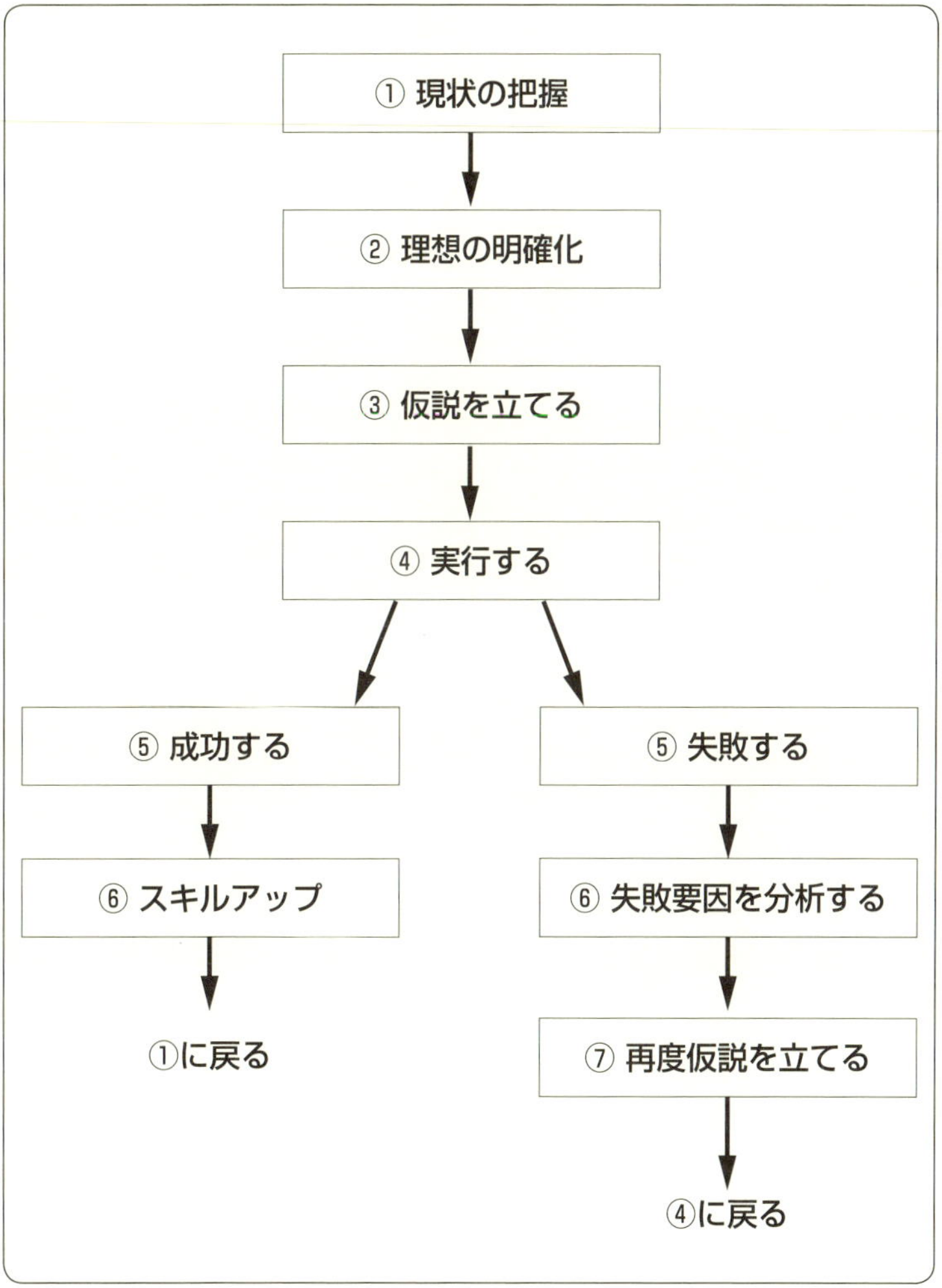

はなく、「仮説が間違えていた」ということにすぎないからです。失敗の原因を分析することで、「より成功しやすい仮説」を立てることができるでしょうから、ある意味、ラッキーなことといえます。

スキルアップのプロセスを数多くこなす――質より量をこなしていくことで、人間はスキルアップし、成長していくことができるのです。

こう話すと「失敗したときに、ラッキーなんて考えることはできない」という方もいると思います。確かに「成功するためには、数多くの失敗を積み重ねること」と、他人は気楽にいいますが、失敗すれば、精神的・経済的なダメージを受けるわけですから、そんなに軽くは考えられないのかもしれません。

もし精神的・経済的なダメージを受けるリスクを恐れる気持ちがあるなら、そのリスクヘッジをしていればいいのです。何ごとも、新しいことに取り組もうと思うなら、そこに何らかのリスクが発生します。そのリスクが発生したときに、どう対応し、どのように処理するのか――そうしたリスクへの対応を考え、準備しておくことで、リスクへの恐れを小さくしていくことができます。

次の「聴く力」「伝える力」「自己開示力」「感情コントロール力」「人とかかわる力」「セルフモニタリング力」などのチェックリストで、現状分析をしてみてください。

1　聴く力をチェックする

普段、自分が相手の話に耳を傾ける姿勢を持っており、そのことを相手に伝えることができているのかを把握しましょう。

- □ 人の話を聴くことが好きで、興味を持っていることを示すように微笑んだりしながら、話しやすいような態度をとっている
- □ 話の半ばで早飲み込みをして「わかった」「よし」などと勝手に結論を下していない
- □ 「そういうことは聞きたくない」と、嫌なことを聴くのを阻んだりしていない
- □ 話を途中でさえぎったり、話の腰を折ったりしないで、最後まで聴こうとしている
- □ 聴いてわからないところは、質問してきちんと確かめるようにしている
- □ 話を聴きながら勝手に解釈して、空想やアイデアを頭の中で広げたりしていない
- □ 話を聴きながら「どう返事しようか？」などと、言い訳や答えを頭の中で予行演習することはしていない
- □ 相手の目を見て、うなずきながら耳を傾けている
- □ 話を聴くときは「なるほど」「それで」「ほう」などと、相づちを打ちながら聴いている
- □ 話を聴きながら、要点をメモしたりしている
- □ 相手の身振りや様子、声の調子などにも注意して聴くようにしている
- □ 相手の言葉の端々や片言に、感情的に反応してしまうことはない
- □ 相手の話ではなく、話し方や言葉づかいに注意を向けてしまい、そのことが気になって話をなおざりにするというようなことはない
- □ 相手の物言いや態度で拒絶反応を起こすことはない
- □ 聴きたいこと、自分に利益のあること、耳にやさしいことだけを聴こうとするようなことはない
- □ 話しを聴いているときは、相手の立場になって相手の視点から見るようにしている
- □ 話の最中に、正しく理解しているかどうかを確認するために、要約したり、確認の質問をしたりしている
- □ 相手の話を聴く前に、相手への評価や先入観で相手の話を批判的に聴くという態度をとったりすることはない
- □ 個人的に興味のある話や関心のある話で、相手への関心度や注意の向け方を変えるようなことはないように心がけている
- □ 話しかけられたら、何かをしていても中断して、顔を向けて話を聴く姿勢をとる

質問は20あり、20点満点です。あなたは何点でしたでしょうか？

／20

2　伝える力をチェックする

相手に伝えるためには、言葉の正確さやロジカルであるかどうかよりも、相手と相互関係の中で、どうすれば相手が受け入れることができるのかを考え、実践することが大切です。あなたは普段の生活の中で、それが実践できているでしょうか？

□　「オレのことはわかっているはず」「ここまでいったんだから、きっとやってくれる」と思い込んでいるようなことはない
□　相手の嫌がることやマイナス面でも、率直に伝えることができる
□　意見が対立しているときは、共有できる事実の確認から始めていくようにしている
□　お互いの状況や背景を理解し合えるように、短時間だが、頻繁な会話をするように心がけている
□　人に親切にされたとき、素直に「ありがとう」といえる
□　人から褒められたとき、素直に「うれしい」と伝えることができている
□　人の気持ちを気にしたりせず、自由に自分の気持ちや感情を表現できている
□　どんな人の前でも、率直に自分の考えや気持ちを伝えることができている
□　ミーティングなどで、自分の意見をきちんと伝えることができている
□　人の意見に反対するとき、感情的にならずにニュートラルに是非を表明できている
□　話をするときは、あらかじめ要点を整理し、何を言いたいのかをハッキリさせるようにしている
□　フランクで率直な言い方をするようにしている
□　「事実」と「意見」をきちんと分けて伝えるようにしている
□　ロジックは大事にしているが、それ以上に具体例をあげて説明するようにしている
□　何かを指示したり、教示したり、助言したり、要求するときは、その旨を断ってから伝えるようにしている
□　メモの棒読みではなく、自分の言葉で身振りを交えて伝えることができる
□　いつも「Iメッセージ（私は～と思う、感じる）」と「Youメッセージ(キミは～だ)」を使い分けることができる
□　何かを伝えるときは「何が、いつ、どうなっているか」というように、できるだけ具体的に表現するようにしている
□　必ず3つ以上の選択肢を提案するようにしている
□　自分のいったことがどう伝わったか、必ず確認するようにしている

質問は20あり、20点満点です。あなたは何点でしたでしょうか？

／**20**

3　自己開示力をチェックする

コミュニケーションには、自分自身とどのような関係にあるのかが非常に重要となります。自己開示とは、自分自身に対して正直であり、オープンであるかどうか。自分自身に対してオープンな人は、他人とも同じような関係を築くことができるようになります。

- □ スタッフの仕事ぶりや日頃の対応で、優れていると感じたときは、率直にその気持ちを伝えることができている
- □ 自分のやりたいことやチームの目指すことについて、スタッフにいつも語りかけている
- □ 自分が緊張していたり、パニックになっていることを自分で認めることができる
- □ スタッフが雑談しているところにも、気楽に加わることができる
- □ スタッフに「今晩一緒に飲むか」と誘って断られたとしても、それを受け入れられる
- □ 自分が知らないことがあったとしたら、スタッフにその説明を求めることができる
- □ 自分が困ったとき、スタッフや同僚に支援を求めることができる
- □ スタッフの意見が自分と異なったとき、ムキにならず受け入れることができる
- □ 自分の問題点や不都合を指摘されても、謙虚に聞く耳を持っている
- □ スタッフから反対意見を出されても、冷静に分析をし、自分の意見を伝えることができる
- □ どんな難局や行き詰まりにも諦めず、スタッフにその状態を伝え、周知を集めて乗り切ろうとしている
- □ 自分の過ちやミスは率直に認め、謝ることができている
- □ スタッフの問題行動や誤りをきちんと指摘したり、批判することができている
- □ 周囲から褒められたときは、感謝の気持ちや嬉しさを率直に表現することができる
- □ 自分の行動を批判されたとき、それをきちんと受け入れることができる
- □ たとえ重要な患者様や目上の人からの無理難題であったとしても、きちんと反論し拒否できている
- □ 患者様からの長話や長電話であったとしても、自分から切り上げる提案ができる
- □ 自分の話の腰を折ったり中断する相手に、きちんとその時の気持ちを伝えられる
- □ メンバーやリーダーの過度の好意が煩わしいとき、その旨をきちんと伝えて断れる
- □ スタッフや後輩からの支援やサポートの要請にも、自分の判断で不要と感じたときは、きちんと説明し拒否できる

質問は20あり、20点満点です。あなたは何点でしたでしょうか？

／20

4　感情コントロール力をチェックする

感情コントロール力とは、自分の感情を自覚できること。そして、その感情をコントロールできることです。自分の感情を自覚できる人は、相手の感情にも敏感になれることを意味しています。

□　人からものを頼まれたとき、どんな親しい人や尊敬する人でも、自分の都合をきちんと伝えることができている
□　知らないことや疑問を感じたとき、素直に「知らないので教えてほしい」ということができている
□　人前で批判されても、カッとしたりはしない
□　他人から干渉されても、すぐに自分のペースをつかむコツを持っている
□　自分に嫌気が差して落ち込むことがあっても、それを長引かせることはない
□　パニックに陥った自分を落ち着かせ、沈着冷静にどう対処したらいいかを検討することができる
□　自分の感情や気分に振り回されて、相手に当たったり、イライラすることはない
□　冷静さを欠いて、怒りや悲しみや苛立ちのままに行動することはない
□　どんな時でも自分自身を信じ、自分にしかできないことがあると確信している
□　相手の優れたところは率直に褒めることができる
□　自分の不安や恐れを隠さず、「今、ちょっと不安なんだけどね」と打ち明けることをためらわない
□　友人でも、自分の気持ちを傷つけるようなことをしたら、そのことをきちんと伝えることができる
□　気分がムシャクシャしたからといって、周囲に八つ当たりするようなことはしない
□　結果の見通しがつかないことでも、積極的に取り組むことは厭わない
□　自分の考えを大事にするが、自分と異なる考え方や価値観にも鷹揚である
□　どんな状況になっても、事態をそのまま受け入れるように心がけている
□　気まずいことがあった相手とも、きちんと和解することができる
□　自分が不愉快な思いをさせられたときは、ハッキリ伝えることができる
□　どんなに怒ったとしても、怒鳴ったり、声高に叫ぶようなことはない
□　相手の動揺に共振したり、相手の感情の変化に影響を受けて自分を見失ったりすることはない

質問は20あり、20点満点です。あなたは何点でしたでしょうか？

／**20**

5　人とかかわる力をチェックする

「人とかかわる力」は、人への関心度です。しかし、単に関心を持つというだけでなく、自分自身をオープンにして、人に頼み事ができるかどうか、人とかかわることでアイデアや考え方をプラスに転換していけるかどうかなども意味しています。

- □　自分が困っているとき、1人で抱え込まずに手伝いを頼むことができる
- □　自分自身が困ったときに、頼りになる人のネットワークがある
- □　人は比較的、自分に心を開いてくれる
- □　相手の言葉と本音の違いに敏感に気づく
- □　いつでも相手の話を聴く側に回ることができる
- □　自分の弱点や短所に気づいている
- □　人の目に映る自分の状態に注意するようにしている
- □　相手のものの考え方に立って、話の筋をたどることができる
- □　わからないことがあると、こだわらずに人に助言や指導を求めることができる
- □　初対面の人とも打ち解けて話ができる
- □　ブレーンストーミングなどで、人とのキャッチボールを通して自由にアイデアを発案できる
- □　相手の人格や相手自身ではなく、相手の行動や発言について批判することができる
- □　相手の目を見て、自分の発言の不適切な影響に気づくことができる
- □　会話しているとき、相手の微妙な表情の変化に敏感である
- □　自分が嫌な感じ・不快感・ざわつきなどを感じていることに自分で気づき、場合によってはそれを伝えることができる
- □　相手の反応の中に、自分の発言のフィードバックをモニタリングしようとすることができる
- □　相手の呼吸と合わせることができる
- □　相手のしゃべり方や言葉づかい、スピードに合わせることができる
- □　相手の言おうとしていることの、その場面、その想い、その感情をイメージしようとして、話を聴くことができる
- □　相手が黙っているとき、相手が発言するのを待つことができている

質問は20あり、20点満点です。あなたは何点でしたでしょうか？

／20

6　セルフモニタリング力をチェックする

「セルフモニタリング力」とは、自分のコミュニケーション全体を客観視し、それがどんな進捗度合いで、相手とどれだけ共有化できているのか、そして何が不確かなのかを確認していく力です。コミュニケーションを客観視することは、コミュニケーション自体をコントロールすることにつながります。

- □ お互いが共通の土俵に立っているかどうかを確認するようにしている
- □ 伝えるべきことだけではなく、相手の期待や関心についてもきちんと確認している
- □ 同じ用語は、同じ意味で認識しているかどうかをきちんと確認している
- □ 全体の方向性をきちんと見つけ出して提案できている
- □ その時、自分がどういうかかわり方をすればいいのかを、いつも考えるようにしている
- □ 相手の関心や興味を持っていることから、ズレていないかどうかを注視している
- □ どんな人に対しても、場所柄をわきまえず、長々と本題に関係ない話を始めたときは、それを止めることができる
- □ 自分の都合のいいように誘導するようなことはしない
- □ 言葉面だけではなく、気持ちや感情をきちんと見ようとしている
- □ 何のために話し合っているかを、きちんと確認することを怠らない
- □ その場の喜びや盛り上がりに、自分も合わせていくことができる
- □ 不必要にため口をきかず、言葉づかいには気をつけている
- □ その場の雰囲気を読むことができ、場違いなジョークをいったりすることはない
- □ あいまいな表現や言葉づかいについては、確認することを厭わない
- □ 思い込みになっていないか、自分の理解をオープンにし、お互いに齟齬のないようにしている
- □ その場で引いていたり、無関心な様子の人にも目を向けるようにしている
- □ 先輩や年長者への敬意と意見の是非とは区別できている
- □ 自説に固執せず、全体をまとめたり、集約することに心を砕く
- □ 確認されたことは、メモを残すようにしている
- □ 結論が共有されたかどうかを必ず確認する

質問は20あり、20点満点です。あなたは何点でしたでしょうか？

／**20**

さて、あなたのコミュニケーションの現状はいかがだったでしょうか？

「できていないことが多すぎる……」

チェックしていく上で、そう感じた人も少なくないかもしれません。

といって、そんなことで落ち込む必要はありません。ほとんどの人が、普段、自分のコミュニケーションに意識を配ることなんてできていないのです。無意識に、何も考えずに普段のコミュニケーションをしているのですから……。こうしたチェックをすることで、自分のコミュニケーションの現状を知るとともに、コミュニケーションをとるときに意識することができるようになってきます。それが大切なのです。

トップアスリートたちは、自分のフォームを常に意識して練習します。それを繰り返すことで、理想的なフォームを身体に覚えこませるのです。そして、意識しなくても、自然にできるようになったとき、自分のフォームとして、いわば自分のものになります。

これと同じで、コミュニケーションも、最初は意識しながら会話をするようにします。これを繰り返すことで、無意識にコミュニケーションがとれるようになることができたとき、あなたは理想的なコミュニケーションをとることができるようになります。

ですから、チェックすることで、自分が現在、どんなコミュニケーションをとっているのかということに、意識を向けることは非常に大切なことなのです。

次は、あなたの理想を明確にすることです。

3 できていますか？　礼儀作法

あなたは、礼儀作法ができているでしょうか？

ここでいう礼儀作法とは、挨拶や話し方・言葉づかいのことです。日々の業務の中で忙しさに追われ、しかも誰からも「先生、先生……」と呼ばれるので、ついつい礼儀作法を忘れてしまいがちになるのが、院長・歯科医師です。

私も以前、副院長が診ていた患者様の治療の確認に入ったときに、それが終わった後で、患者様がスタッフに「今の人、誰なんですか？」と質問しているのを聞いて、赤面してしまったことがあります。

もし「はじめまして。院長の井上です」と、ひと言挨拶をしておけば、こんなことにはならなかったでしょう。おそらく患者様は、誰かわからない人に対応されて、不安な気持ちになったのでしょう。

そもそもヒューマンリレーションとは、相手に対して安心感を持つところから始まります。だからこそ、きちんと挨拶をして、自分が何者なのかを伝えるという、ごく当たり前

★挨　　拶	・はじめまして ・おはようございます ・こんにちは、こんばんは ・いつもお世話になっています ・いいお天気ですね ・雨が降っていますが、濡れたりしませんでしたか？
★接客の言葉	・お待たせしました ・お待ちしていました（おりました） ・承りました ・失礼ですが……
★感謝の言葉	・ありがとうございます ・お世話になります ・よろしくお願いします（いたします） ・助かります ・恐縮です ・本当に嬉しいですね
★お断りの言葉	・申し訳ございません ・大変失礼ですが…… ・申し上げにくいのですが…… ・せっかくですが…… ・残念ですが……
★依頼の言葉	・恐れ入りますが…… ・お手数をお掛けいたしますが…… ・お願いがあるのですが…… ・無理なお願いで恐縮ですが…… ・お忙しい中、申し訳ありませんが……
★お詫びの言葉	・すみません ・申し訳ございません ・失礼いたしました ・おっしゃるとおりです。今後気をつけます ・ご迷惑をお掛けしました

のことを抜きにして、よい関係を築いていくことはできないのです。

そこで、改めて挨拶と話し方のポイントについて、具体的に触れていくことにします。ごく当たり前のことですが、しっかりと使いこなすことができれば、相手に安心感を持ってもらうだけではなく、うまくコミュニケーションをとることができるようになりますので、ぜひ覚えておいてください。

とくに初対面の方への挨拶は、その人の印象を決めてしまいます。

そもそも「はじめまして」という言葉は、一人の人に対し一度しか使うことができない貴重な言葉です。その大切さを理解し、心を込めて挨拶するようにしてください。初対面の方には、挨拶の後、自己紹介（「院長の○○です」など）をして、自分が何者であるのかをきちんと理解してもらうようにします。

どうでしょう。前ページに紹介した言葉は、1日のうちどれくらい使っているでしょうか。そして、使うことができているでしょうか？

ほんのひと言のフレーズが、相手に自分を受け入れてもらうことにつながりますし、礼儀をわきまえた言葉を使うことで、コミュニケーションは円滑なものになりやすくなるのです。

4 何のために「伝える」のか？

1 「伝える」というプロセスを知る

「伝える」ということは、けっして相手を説き伏せることでも、議論をして言い負かすことでもありません。

「伝える」とは、自分の意図することや心情を相手に伝えることです。相手に納得してもらい、相手に自発的に行動を起こしてもらうことが最終目的になります。

たとえば、患者様に自分がベターだと思う治療方法を伝え、それを理解・納得してもらい、その上で、患者様が自発的に治療を受ける決断をしてもらうようにするのが「伝える」ということなのです。

組織であれば、休日を使ってミーティングの資料をまとめておくように伝えた場合に、「あなたしかできる人がいないんだから、しかたがないよ」といわれれば、スタッフとしては従うしかないでしょう。しかし、納得はしていませんから、イヤイヤやることになってしまいます。

これでは伝えたとはいえず、単なるパワーハラスメントです。スタッフに納得してもらえるように伝えること。それが伝えることであり、伝えることができれば、スタッフのモチベーションも落ちることはありません。

このように考えると、「伝える」とは、単にこちらの情報を聞かせることではなく、「伝える→納得する→行動（決断）する」というところまでができて、「伝えることができた」といえるのだということになります。

「伝える」というプロセスを分解すると、〔図表36〕のようになります。

2　「伝える」の目的は、決断と行動を起こしてもらうこと！

伝えることで、どんなに理解をしてくれたとしても、決断や行動を起こしてもらうことができなければ、目的を達成できたとはいえません。

たとえば、患者様にAという治療方法があることを伝えて、その治療方法の良さを理解してもらうことができたとしても、実際に治療を受けてもらえなければ、それは意味がないことになります。

「伝える」プロセスでは、1～4までのステップが、数分でできることもあれば、3まではいくのだけれど、なかなか4にすすめないということもあるでしょう。納得されないということは、それまでの働きかけのうち、どこかができていないからです。どの部分ができていないのかを把握して、その部分に注意を払ってコミュニケーションをとっていく

〔図表36〕　伝えるプロセス

1　親しみを持たれる状況をつくる
●相手の話を聴く ・相手は何を言いたいのか？ ・何に問題を感じているのか？ ・何が聞きたいのか？ ・何を求めているのか？　……など ●良い印象を与える ・礼儀作法や言葉づかいはできているのか？ ・自分のことを相手に伝えることができるか？ ・相手のことを受け止め、受け入れられているのか？ ・好感を持たれるような対応ができているのか？
2　相手に注意を向けてもらう
●聴こう・見ようという姿勢をつくる ・よいタイミングで切り出しているか？ ・相手に関係のあるアプローチができているのか？ ・相手に興味を持ってもらうプレゼンができているか？
3　話の内容を理解してもらう
●話の見通しを知らせる ・全体像やアウトラインはどのようになるのか？ ・重点項目を絞り込んで、相手に伝えることができているか？ ・要点となるメリットとデメリットは何か？ ●具体的に説明する ・事例や体験談を話しているのか？ ・たとえ話などを出して、わかりやすく伝えているのか？ ・相手が理解できるレベルで話をすることができているのか？ ・相手が求めているレベルで話をすることができているのか？ ・質問に対して、明確に答えることができているのか？
4　話の主旨に納得してもらう
●腑に落ちるようにする ・最初から終わりまで、話の軸はぶれていないか？ ・強調したい点をきちんと伝えているのか？ ・自分の思考だけでなく、想いや心情を伝えているのか？ ・相手の許容範囲に落とし込んでいるのか？
5　決断・行動してもらう
●決断と行動を促す ・相手の意思決定の基準は把握できているのか？ ・明確な行動指針はできているのか？ ・決断や実行をするメリットは伝えているのか？

ことが重要になります。

世の中には「伝える」のが上手な人と下手な人がいます。この両者では、さまざまな点が異なりますが、重要なものを絞り込んでいくと、「信用」「説明力」「共感」というキーワードが浮かんできます。

「この人の話なら聞いてみよう」「この人ならウソはつかないだろう」というような信用があるからこそ、話を聞いていただけるのであって、これができなければ、最初の段階でコミュニケーションは成立しなくなります。

〔図表37〕「伝える」の重要キーワード

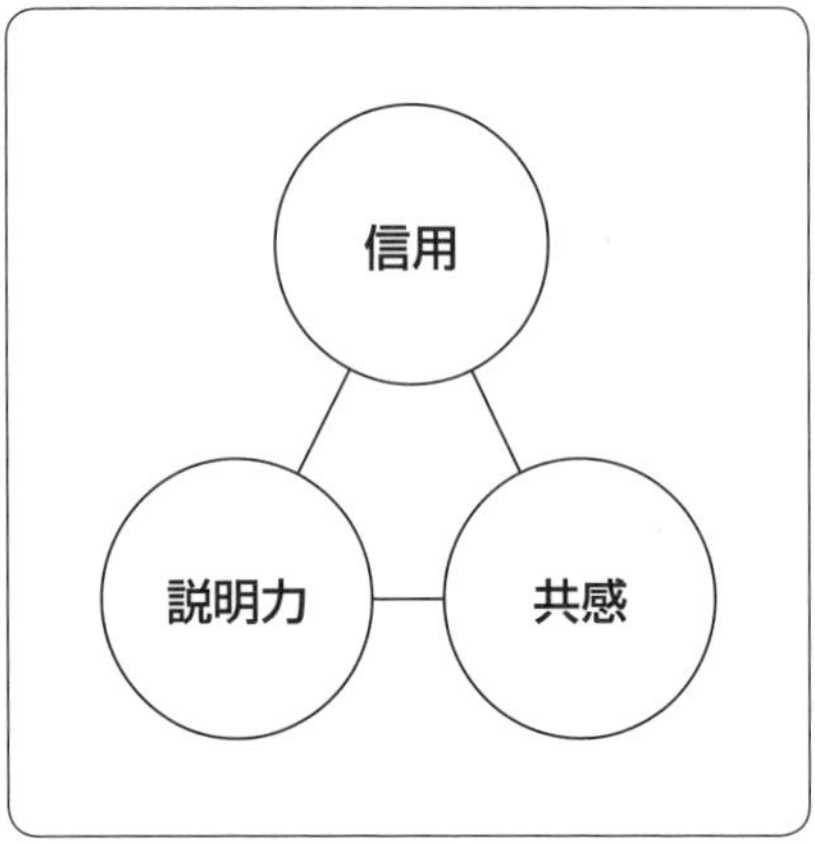

説明力とは、こちらの考えや主張をわかりやすく正確に、そして効果的に伝えることです。この説明力は、論理力と表現力の二つから構成されています。どちらも、スキルとして習得しやすい部分ですから、実践していくことで身につけていくことができます。
そして「共感」です。ここでいう「共感」とは「相手への配慮」を指しています。
伝えるためには、「理解してもらう」と「納得してもらう」ということをクリアしなければいけないわけですが、理解から納得へのステップの中に、この共感は欠かせないものなのです。自分の立場になって考えてくれている、そういう配慮を感じたときに、人はその人の話に納得するものなのです。

自分自身がうまく伝えることができていないと思うときは、先ほどの「伝える」プロセスの1〜5を振り返り、できていない部分を見つけ出して、上の三つのキーワードに照らし合わせながら、解決方法を考えるようにしてください。

そして……。伝えるために重要な信用や共感を得るために必要なのが「聴く力」です。非常に重要なテーマなので、次項で詳しく取り上げるようにします。

5 話を「聴き出す」ことがポイント

伝えるために重要なのは、実は「聴く」ことです。コミュニケーションアビリティのところで、「聴く」ということについて説明しましたが、「口はひとつ、耳はふたつ」というように、聴くという能力は、コミュニケーションをしていく上で大変重要なものなので、より掘り下げて説明していくことにします。

よりよいコミュニケーションをとるためには、患者様やスタッフから話を「聴く」だけでなく、「聴き出す」ことができるようになることです。

聴くということは、相手が話をしている内容に対し、単にうなずくことではなく、相手がどのように考え、どのような見方をし、どのように感じているのか、という枠組みを理解することです。そのため「相手の経験（何が起きたのか）」や「相手の行動（何をしたのか、しなかったのか）」、そして「相手の情緒（どういう想い、感情を抱いたのか）」を確かめ、明確にすることに重点を置いてしまうのですが、相手から話を聴き出せるようになろうと思うなら、相手に「自分がきちんと聴こうとしている」こと、「聴きとっている」ということを、しっかり伝えることも不可欠です。

つまり「聴いていることを態度で示す」「聴いていることを言葉で返す」という、二つのことができて、相手から話を「聴き出す」ことができるようになるのです。

では、「聴き出す」ために、具体的にどのようなことをすればいいのでしょうか?

1　間を取る

人とコミュニケーションをとるとき、どうしてもこちらが話したくなります。とくに、スタッフと向き合っているときなどは、早い段階で自分の考えを述べたり、要求したり、指示をしたくなりがちです。

そうした気持ちをすぐ言葉にするのではなく、少し抑えて「ちょっと黙っている」「黙って相手が語るのを待つ」「じっと相手を見守る」という姿勢を持つようにします。そうすることで――

●自分自身の気持ちや感情との距離が持てる

●自分と相手との距離を持つことができる

●その場や状態を客観視することができる

その場にいる自分自身・相手、その状況などを客観的にとらえることができるようになります。そして、間を取りながら――

●その場のやり取りの目的を考えてみる

●その場のやり取りの意味を表現してみる
●その場のやり取りの結果を予測してみる
●その場のやり取りの効果を予測してみる

というように、その場や自分の役割を言葉にしてみます。そうすることで、相手や状況と間合いをとることができるようになります。この間が、話を聴き出すためには一番大切なスキルなのです。

2　相手のいっている事柄を受け入れる

ここでいう「受け入れる」とは、相手のいっていることを認めるということではありません。相手のいっていることを、その賛否・是非は別にして、「そういっている」「そういう出来事があった」「そういう理由があった」「そう感じている」ということを、ひとまず受け入れるという意味です。

なぜなら、最初の段階で批判されたり、否定されれば、その後の話をすることがためらわれたり、自己弁護のために都合よく歪曲されたりして、正しいコミュニケーションが成立しなくなるからです。

その時のコミュニケーションの目的にもよりますが、とくに上司と部下の関係のコミュニケーションは、部下のほうが緊張しやすいので、部下が情報を伝えやすい土俵をつくってあげることが必須になります。

3　相手を支持する

自分が持っている能力を発揮させるには「自分が努力すれば、自分や周囲に好ましい変化を生じさせられるという見通しと自信」が必要になります。この能力と自信を「有能感」「有効感」といいます。

「有能感」「有効感」の手ごたえは、そこで仕事をしている意味を周囲に認めてもらっている、自分は必要とされている、役に立っている……などの「貢献感」「存在感」と表裏一体の関係にあります。つまり、相手を認めること、きちんと言葉にして「よくやっている」「評価している」「努力は認めている」「頑張っている」「大変だったな」などと表現することが、相手に「この人は自分の価値を評価してくれている（理解してくれている）」と感じさせることにつながるのです。

頭ごなしの叱責や批判は、コミュニケーションを打ち壊すだけでなく、相手から「有能感」「有効感」までも奪い取ることになりかねません。その結果、自分から「有能感」「有効感」を奪い取る人間とは、関係を築きたくないと考えるのが人間なのです。このような状態になると、コミュニケーションは根本的に成立しなくなってしまいます。

4　受け止めていることを相手に返す

相手から聴き出すためには、黙ってうなずいたり、相づちを打ったりすることだけでなく、「あなたのいっていることを、きちんと受け止めていますよ」ということを、相手に返すことが大切です。

「きちんと聴いてもらえていること」の反映、「中身の確認」「言いたいこととの食い違い」がなければ、それがさらに、相手に話をすすめさせることにつながります。

そのためには、相手の話を聴きながら、次の点を実行していきます。

- **相手のいっている事実や事柄（５Ｗ１Ｈ）を繰り返す**
- **話の意味・内容を繰り返す**
- **相手の感情や想いを繰り返す**

こうしたことを実行していくためには、次のようなことに気をつけることです。

- **裏話（話の中身や経過、論旨をまとめてみる）**
- **キーワード（話のカギとなりそうな言葉や事実を見つけ出す）**
- **「それと他には」「その意味は」と追加を促す（それで？　そして？と、さらに促す言葉で返す）**
- **感情や気持ちを言葉で表現する（「それは悔しいね」といった感情をくみ取って返す）**
- **焦点を当てる（方向性・根拠・意味・理由など、何かひとつのものに焦点を当てて返す）**

5　自分の受け止めたことをフィードバックする

フィードバックとは、自分が受け止めたことを相手に返すことです。そのためには、自分が受け止めたことを、自分の感情や意見として伝えなければなりません。

「〜というように受け止めたが、どうなの？」「それはこういう意味なの？」などと、相手の話を元に聞き返すようにするのです。フィードバックすることで——

- **相手のいっていることの確認**
- **話のあいまいな点を明確化**
- **両者の受け止めた事実と意味の共有化**
- **今後の方向性の確認**

などができます。フィードバックすることは、相手の話をより深く理解するだけでなく、相手にも「話を理解してくれている」と感じてもらえる効果もあります。

6　どうしたいのかの確認と次へのステップに

コミュニケーションをとるとは、相手と情報を交換し、その心情までをも共有することです。しかし、仕事の場合では、そこで終わってしまっては意味がありません。コミュニケーションをとった結果、たとえば問題を解決することができたり、よい関係を築けるなど、次のステップへとすすんでいくことができなければなりません。

そうしたコミュニケーションの目的を達成するためには､相手の話を聴きながら､コミュニケーションを通して、相手がどのようにしたいと考えているのかを確認することが大切となります。

ですから、コミュニケーションをとっていくときは、次のようなことを把握する必要があります。

●単に報告しているだけなのか？
●答えを求めた相談なのか？
●問題状況の報告と共有化を求めているのか？
●明確な指示やアドバイスを求めているのか？
●問題解決のアドバイスとサポートを求めているのか？
●問題解決の共同当事者になってほしいのか？
●解決プランを求めているのか？
●対策の選択を求めているのか？

もちろん、これらの事柄は、話を聴くだけで察してあげるほうがいいのでしょうが、もしわからなければ、それとなく相手に聞いてみることです。そうしたコミュニケーションをとることで、次のステップにすすんでいくことができるようになります。

6 話を「聴き出す」ためには「訊く」ことが大事

相手から話を聴き出すためには、前述の「聴き出す」ための具体的な方法を実践しながらも、より効果的に相手から話を聴き出すためには、「訊く」ということにも注意を払わなければなりません。「訊く」とは、相手に何かを尋ねることです。

より深いコミュニケーションとなるように、相手に「訊いていく」ことで、相手のいっていることだけでなく、相手をより深く理解できるようになる効果もあります。正しく相手に訊き、相手から話を訊き出すためには、次のような点に注意を払うようにしましょう。

1　何のために質問するのかを明確にしておく

とくに注意しておかなければならないのは、スタッフに質問するときです。

スタッフに質問する場合に「なぜだ?」「なんでそんなことをした?」というような質問はマイナスになります。なぜなら、質問は相手の非を究明する尋問ではないからです。

尋問的な質問をする側と、質問をされる側には、次のような心理が働いています。

〈質問をする側〉

・正当性はこちらにある（相手は間違えている）
・失敗したという前提
・事実や行動の評価ではなく、「だからこいつはダメなんだ」という人物評価が先立つ
・期待はずれのがっかりした気持ちや腹立ち、憤り

〔質問をされる側〕

・事実より質問側の言い方・口調・態度に反発（自己防衛）
・言い訳・合理化（自己弁護）
・耳をふさぐ（逃避）
・ふてくされる（抵抗）
・落ち込む（自己懲罰）
・ひねくれる（コンプレックス）

質問される側がこのような心理になると、「どうせ何をいっても聞いてもらえない」「どうせ失敗したんだから……」「ただ謝っておけばいいわ」などと考えるようになります。尋問的な質問は、結局、質問する側とされる側の両者のすれ違いを助長するだけになってしまいます。

相手を叱ることや叱責することが悪いとはいいませんが、そうすることが、スタッフの戦力アップや本人の成長につながらなければ意味がないのです。

そのためには、スタッフ本人が、自分の行為や行動・能力レベル・結果に対して、避けたり、逃げたり、合理化したりしないで、向き合えるようにする必要があります。

スタッフ本人が――

- **自分自身**
- **自分自身の行動**
- **自分の置かれたシチュエーション**
- **自分の立場**
- **自分の結果**
- **自分の感情**
- **自分の想い**
- **自分自身の仕事の意味**
- **自分自身のキャリア**

などと向き合い、「どうすればよかったのか?」「どんなことができたか?」「何がまずかったのか?」「他にどんな選択肢が考えられたのか?」「何が欠けていたのか?」など、自分自身と対話するような質問をすると、スタッフ本人の中から湧いてくるようになります。

本人が「このままではダメだ」「何とかしなくては」「どうすればいいのか」といった問題意識を持ち、自発的に自己決定をしていく欲求を持たせるためにコミュニケーションをとるのですから、そうしたコミュニケーションを成立させることが質問の目的であることを忘れないでください。

2　言葉で答える質問を

しゃべろうとしない相手には、「はい」「いいえ」で答えられる質問はしないこと。そのような質問をすることで、ますますしゃべろうとしなくなるからです（75ページ参照）。状況や心情を、相手に言葉で表現させることは、相手のことを理解するだけではありません。言葉で語らせることで、相手自身も自分の状況や感情を把握し、受け止めることができるようになります。表現しようとすれば、状況や自分の感情・想いなどを、ある程度客観的にとえなければいけないからです。

そのため、しゃべらない相手には――

- **どうしたらよかったと思うのか？**
- **何がその原因だと思うのか？**
- **他にどんな選択肢があったと思うのか？**
- **誰だったらいいと思うのか？**
- **何か気になることはないのか？**

など、相手が言葉で答えなければいけない質問をする必要があります。

3　質問を煮詰める

前項で、コミュニケーションの最終目的が、現状を打開し、次のステップへとすすんでいくことにあると話しました。そうした目的を達成するためには、現状を明確に把握し、自分がどのようにしたいと思っているのか、そして相手がどのようにしたいと思っているのかを知り、落としどころを見つけていかなければなりません。

そのためには、より具体的な質問をしていくことです〔図表38〕。

人は誰しも、自分の話を聴いてくれる人に対し、安心感を持ちます。そして、自分の話を聴き出してくれる人には、好意を持つのです。聴き出すということは共感することですから、相手から信用されることにつながります。

信用をした人の意見は受け入れようとしますから、話を聴き出すことは、相手のことを理解するだけではなく、その後の、自分の意見を伝えるための土台をつくっていることでもあるのです。

それに、話を聴き出すということは、相手から情報を引き出すだけではなく、相手自身に状態や心情を整理させることにもなります。さらに、聴き出すことで、お互いの落としどころを知ると、次のステップにすすんでいくための結論へとつなげることができます。

この点を忘れないようにして、日々のコミュニケーションの中で、聴き出すということを、たえず重視するようにしてください。

〔図表38〕　落としどころを見つけるための質問

- **具体例での質問**：「具体例をあげてみて」「たとえば、それはどういうこと？」など
- **細分化した質問**：5W1H（誰が、いつ、どこで、何を、なぜ、どのように）で噛み砕く
- **仮説を立てた質問**：「それがダメだったとしたら、キミはどうすればいいと思う？」「それが達成できたとしたら？」など
- **意見に対する質問**：「キミはどうしたらいいと思う？」「キミはどう思う？」など
- **問題を確かめる質問**：「何が気になる？」「何かまずいことは？」「どこに矛盾があるの？」「未解決な箇所は？」など
- **あいまいさを確かめる質問**：「それはどういうこと？」「もう少しハッキリさせるとすると？」など
- **意味を確かめる質問**：「どんな意味があると思うか？」「どのくらいの重要度だと思う？」「何が大事？」など
- **根拠を確かめる質問**：「どうしてそう思う？」「その根拠は？」など
- **事実を確かめる質問**：「いつ、どこで、誰が、何を、どうしたのか」などをピンポイント化する
- **想いを確かめる質問**：「どうしたかったのか？」「どうなればいいのか？」「どんな感じ？」など
- **本音を確かめる質問**：「キミの本心を聞かせてくれないか？」「どうしたいと思う？」など
- **影響を確かめる質問**：「どうなると思う？」「このままでいくと、何が起きると思う？」など
- **ニーズを確かめる質問**：「どうしたい？」「何がしたい？」「どういう状態がいいと思っているの？」など
- **価値を確かめる質問**：「何に重きをおいているのか？」「何を大切にしているのか？」など
- **課題を確かめる質問**：「どうすべきだと思う？」「何をしたらいいと思う？」など

参考：國分康孝・大友秀人『授業に生かすカウンセリング』（誠信書房）
A・B・アイビイ『マイクロカウンセリング』（川島書店）

4　話を聴き出すポイント

(1)　シチュエーションの構成：相談者が安心して話すことができる場所を選定し、雰囲気（態度・表情など）を演出する。

(2)　シンプルな受容：相手の発言に対し、「はい」「いいえ」「そうですか」「なるほど」など、相づちを打ったり、軽くうなずいたりしながら聴く（非判別的・許容的な雰囲気を演出する）。

(3)　リプレイ：相手の発言の大切なポイントを、オウム返しのように繰り返して話す。こうすることで、相手は、自分の話をきちんと聴いてもらえていると感じる。

(4)　エモーションの反射：相談者の感情（喜び・悲しみ・悩みなど）をとらえ、そのまま言葉にして返す。こうすることで、相手は、自分の気持ちまで理解してもらえていると感じる。

(5)　エモーションの明確化：相談者がうまく言葉にできない感情を「そのとき、〇〇と思ったんですね」「あなたの言いたいことは〇〇ですね」と、言葉にして返してあげる。こうすることで、相手は、自分の気持ちを理解し、共感してくれていると感じる。

(6)　クエスチョン：相手の話の中でわかりにくいところ、あいまいなところを問い返す。こうすることで、相手自身が自分の気持ちや考えを整理することができる。

7 コミュニケーションを通して……、人間力を磨く

医療を提供する人間、そして経営者には、ヒューマンスキルが必要であり、そのヒューマンスキルのほとんどは、コミュニケーションアビリティに根ざしている……。そんな話からスタートした本書も、そろそろ終わりに近づいてきました。

コミュニケーションというものを軸にして――

・〝人となり〟とはどんな構造になっているのか、そして〝人となり〟の観察方法は？

・人間の性質の傾向を三つに類型化し、どのように対応すべきなのか？

・その類型化をどのように活用していくのか？

などについて解説してきました。

・コミュニケーションがどんなものなのか？

・コミュニケーションを医院経営にどう活かすのか？

それらについては、十分理解していただけたと思います。

本書の締めくくるにあたり、もう一度、原点のヒューマンスキルについて、というより、もっと原点の「人間力」というものについて、もう少し触れていくことにします。

ヒューマンスキルとは「相手や集団との関係を円滑で豊かにしていく力」のこと。そして、人間力はそのヒューマンスキルの奥にある、もっと根源的な「人間として総合的な魅力」のことだと、私は思っています。相手を大切に考え、自分を律し、相互メリットを優先し、先を見通す論理性や人間の機微がわかる感性……。言葉にすると〝「志」や「思いやり」を持っている人〟というイメージでしょうか。

本物の思いやりとは、単に相手に優しくすることではありません。深い人間観察と人間理解の上に存在するものです。つまり「人間とは何か」を考え、「人間は何に心を動かされるのか」「自分は何に価値を置き、何を好み、何に心を乱されるのか」を知ろうとする心を持ち、理解していくこと。そうしたところから、本当の思いやりは生まれるわけです。

そして、「志」は、自己理解と社会・歴史に対する理解の上に存在します。人が集まり構成されている社会の中で、「自分は何ができるのか」「自分は何をすべきなのか」。次の時代のために「何を成さなければいけないのか」などについて、真剣に考えるところから「志」は生まれるのです。

マネジメントやマーケティングの真髄は、人と共鳴できるかどうかにあります。ですから、経営者には「人の心がつかめるかどうか」「相手の立場で考えられるかどうか」、さらに「さまざまな問題を解決していく総合的な力」というものが問われるのです。

人間を理解することは容易なことではありません。それは、人間という存在が、一個の個人の中に「夢」「愛」「思いやり」「辛抱」「自己犠牲」「嫉妬」「妬み」など、大きな矛盾性を抱えた複雑な存在だからです。しかし、そのような人間を受け止め、理解し、共鳴していくことが、人間としてのキャパシティを広げ、経営者に必須である人間力を養っていくことにつながるのです。そして人間力は、経営に役立つだけでなく、それを持った本人の人生をも豊かにしてくれるものです。

本書では、人間の持つ気質・性質を大きく三つに類型しましたが、この類型を指針として、複雑な人間を受け止め、理解し、共鳴する——そうすることで、人間力を持った経営者に成長していただき、豊かな人生を手に入れていただきたいと思っています。また、そのように本書を使っていただけると、これ以上の喜びはありません。

医療も、経営も、その頂は遠く、己を、組織を発展させるために、やらなければならないことはたくさんあります。本書では、コミュニケーションをテーマにして、院長先生など多くの人のお役に立てるものになるようにと、話を展開させてきましたが、この「人間力」というのが、裏のテーマになっています。

このことを理解し、コミュニケーションを理解することで、人間力を成長させていただければと思っています。

●おわりに

本書を最後までお読みいただきまして、ありがとうございました。

皆さまもご存知のように、コミュニケーションに関しては、さまざまな書籍が発行されています。そのほとんどは、ビジネスとカウンセリングに関係するもので、その中では、さまざまなコミュニケーションスキルが紹介されています。そして、それらのものが私たちの周りに溢れているがゆえに、逆にコミュニケーションがわかりにくいものになっていたり、本当の意味を理解できないようになっていると感じます。

アメリカの経済誌『フォーブス』が、トップ企業の会長・社長・副社長1500人に「人生で成功する秘訣は何か?」と、アンケート調査をしたところ、実に70%以上の人が「コミュニケーション能力を高めること」と答えたそうです。

コミュニケーションには、それだけの可能性があります。しかし、世の中のコミュニケーションに対する認識は、普段の生活での会話を円滑にするためのものであったり、複雑で取り組みにくいものであったりしています。

本書を出版するにあたり、コミュニケーションの本質が理解できるもので、現場で活用できるものにしたいと強く思いましたが、幸い、私がマニュアルとしてまとめた『メディカルコミュニケーション（Medical Communication）』がありましたので、それをベースにまとめることができました。

私はこれまで、世界中の多くの成功哲学やマネジメントを学んできたのですが、そこで深く実感したことは、最終的な結果を出すためには人づくりをしなければいけない、ということでした。そこで、本書では、コミュニケーションを通じて、その人間の心の志向性を知り、それを有効に活用し、人づくりをしていけるものにしたいと考えました。

あまり多くのものを盛り込むと、逆にわかりにくくなると思いましたので、割愛した部分も多くあります。しかし、最初から通して読んでいただくと、コミュニケーションが理解できていない状態から、コミュニケーションを経営に活用できるレベルまでの理解ができるように仕上がったと自負しております。

より自分自身を高め、より強い組織をつくり、効果的なマネジメントをしていくためには、より深く人間が持つ心の志向性を理解すること、また人間が持つバイオリズムを理解することが大切です。バイオリズムとは、生命体の生理状態・感情・知性などの周期パターンです。人間の身体は、精神と肉体の健全なバランスで成り立っていますが、同じ人であったとしても、その人が持つパワーは、常に高低の変化が繰り返されているのです。

このような変化を理解することで、バイオリズムの力が低い時には低い時の対応を、高い時には高い時の対応ができるようになります。そうすれば、患者様ともスタッフとも、よりよい関係を築くことができるし、より強い組織をつくり、マネジメントをしていくことができます。

本書の締めくくりでこのようなことを書くと、「まだまだ勉強しなければならないのか……」と辟易されるかもしれませんが、医療を提供する人にも、経営者にも、ゴールというものがありません。より高みを目指して、常に自分を成長させ、発展していくことは、患者様とスタッフの人生に深くかかわっている歯科医師としての義務なのですから……。

本書が、あなたにそのように考えていただけるきっかけになれば、これ以上の喜びはないと思っています。

最後になりましたが、私の執筆にアドバイスをしてくださった妹尾榮聖さん、歯科医師として、経営者として、人間を観察し、理解することの大切さを、私に気づくきっかけを与えてくださり、多くの知識を学ばせていただきました、武蔵野学院大学准教授・吉井伯榮先生に、本紙を借りて深甚なる謝意を申し上げます。

平成23年3月10日

井上　裕之

●著者のプロフィール

井上　裕之（いのうえ　ひろゆき）
歯学博士・経営学博士・セラピスト・経営コンサルタント。島根大学医学部臨床教授・東京歯科大学非常勤講師・北海道医療大学非常勤講師。医療法人社団いのうえ歯科医院理事長。
1963年北海道に生まれる。東京歯科大学大学院修了。
歯科医師として世界レベルの治療を提供するために、日本人として初めてニューヨーク大学インプラントCDEプログラムで学んだほか、イエテボリ大学歯周病コース、ウメオ大学インプラントコースに学ぶなど、数多くの世界レベルの治療技術を修得。その技術は国内外で高い評価を得ている。多くの患者様に最新の情報・知識・技術を提供し支持されている。
また、医療に関することだけでなく、世界中のさまざまな自己啓発・経営プログラムなどを学び続けて、患者様にホスピタリティを提供できる病医院になることが、病医院経営にとっても、患者様に最高の医療を提供するためにも必要であるという答えに行きつき、コミュニケーションを使った病医院内のインターナルマーケティングと、医師と患者様のコミュニケーションの改善のアドバイスを行っている。
世界中のトップ企業の経営者に支持されたさまざまなプログラムを、医師と病医院経営者という独自の視点と経験で応用してアドバイスを行うメディカル・パーソナルアドバイザーとしての活動は、医療関係者だけでなく、一般企業の経営者や教育者にも注目されている。
主な著書に『自分で奇跡を起こす方法』『奇跡力』（フォレスト出版）『わたしの人生に奇跡を起こしたマーフィー100の言葉』（きこ書房）『カン違いを続けなさい！』（アチーブメント出版）などベストセラーが数多くある。
　井上裕之公式サイト　http://inouehiroyuki.com/
　ブログ　http://ameblo.jp/inouehiroyuki/
　http://www.inoue-dental.jp/b/

<行動パターン分析学監修>
吉井　伯榮（よしい　はくえい）
株式会社オピニオン代表取締役。武蔵野学院大学国際コミュニケーション学部准教授。
先人の知恵を土台に1996年行動パターン分析学サイグラムを創案。それまでの経営経験をもとに独自の組織分析・顧客分析手法を確立し、数々の現場で実績を上げる。サイグラム講座開講400回以上、動員数10,000人以上。2006年後進の育成と指導を目的とした日本産業心理コンサルティング協会を設立。2007年より大学で教鞭をとりながら、サイグラムと最新コミュニケーション理論をコラボさせた個性別指導要領「吉井メソッド」を確立。2010年担当ゼミ生を一橋大学大学院、早稲田大学大学院等へ進学させ、ゼミの就職内定率も90％を超える実績を上げる。

〔歯科医院経営実践マニュアル〕
患者様をファンにする最強のコミュニケーション

2011年4月10日　第1版第1刷発行

著　　者　井上《いのうえ》　裕之《ひろゆき》

発 行 人　佐々木一高

発 行 所　クインテッセンス出版株式会社
東京都文京区本郷3丁目2番6号　〒113-0033
クイントハウスビル　電話(03)5842-2270(代　表)
(03)5842-2272(営業部)
(03)5842-2280(編集部)
web page address　http://www.quint-j.co.jp/
印刷・製本　サン美術印刷株式会社

ISBN978-4-7812-0194-8　C3047

定価はカバーに表示してあります

● 好評の「歯科医院経営実践マニュアル」シリーズ ●

〔歯科医院経営実践マニュアル vol.31〕

営業のプロが教える 自費率が2倍になるプレゼン話法

吉野真由美（㈳国際医療経営学会代表理事）

A5判・定価2,100円（本体2,000円・5%）

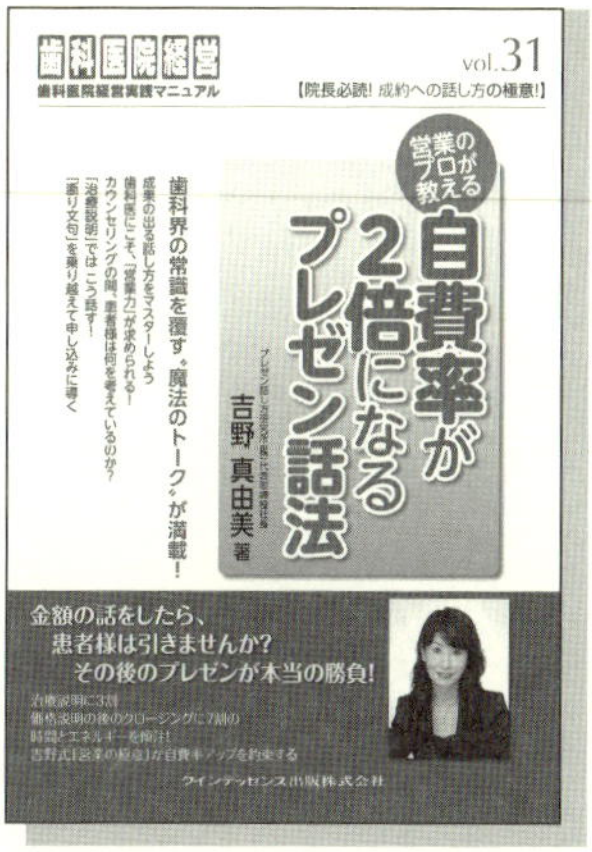

歯科界の常識を覆す“ 魔法のトーク ”が満載！
治療説明に３割、価格説明の後のクロージングに７割の時間とエネルギーを傾注しよう。「断り文句を乗り越えて申し込みに導く吉野式「営業の極意」が自費率アップを約束する。

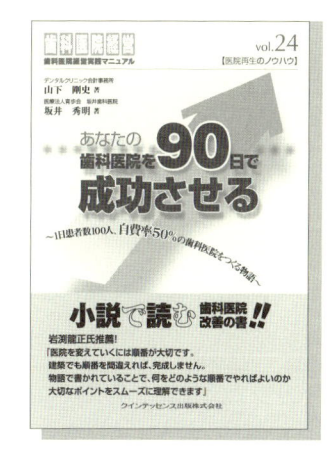

〔歯科医院経営実践マニュアル vol.24〕

あなたの歯科医院を 90日で成功させる

山下剛史（デンタルクリニック会計事務所）

坂井秀明（医療法人育歩会坂井歯科医院院長）

A5判・定価2,100円（本体2,000円・5%）

１日患者数 100 人、自費率 50%の歯科医院をつくる物語！　医院存続の危機にあえぐ院長が成功医院をモデルに医院再生にチャレンジし、見事経営を軌道に乗せていく。院長の行動、心の揺れが生きた歯科医院経営のマニュアルに。

クインテッセンス出版株式会社
〒113-0033　東京都文京区本郷3丁目2番6号　クイントハウスビル
TEL. 03-5842-2272（営業）　FAX. 03-5800-7592　http://www.quint-j.co.jp/　e-mail mb@quint-j.co.jp